AF500018

« Le Maître de toute science, c'est Dieu. » — I *Rois*, II, 3.

LES

MERVEILLES DE L'OEIL

ÉTUDE RELIGIEUSE

D'ANATOMIE ET DE PHYSIOLOGIE HUMAINE

PAR

M. L'ABBÉ A. RICHE

DE LA CONGRÉGATION DES PRÊTRES DE SAINT-SULPICE

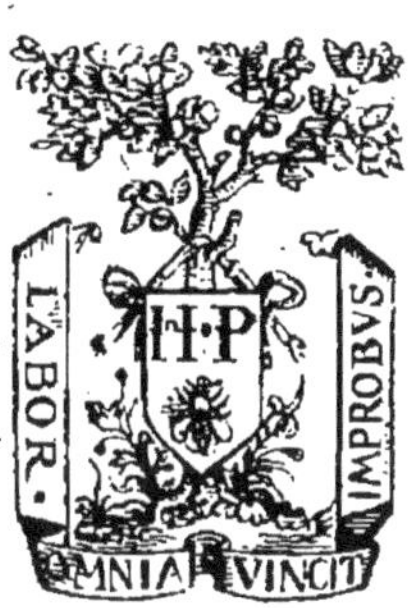

PARIS

E. PLON ET Cie, IMPRIMEURS-ÉDITEURS

RUE GARANCIÈRE, 10

1876

LES

MERVEILLES DE L'ŒIL

Ce volume a été déposé au ministère de l'intérieur (section de la librairie) en juin 1876.

PARIS. TYPOGRAPHIE DE E. PLON ET Cie, 8, RUE GARANCIÈRE.

« Le Maître de toute science, c'est Dieu. » — I *Rois*, II, 3.

LES

MERVEILLES DE L'OEIL

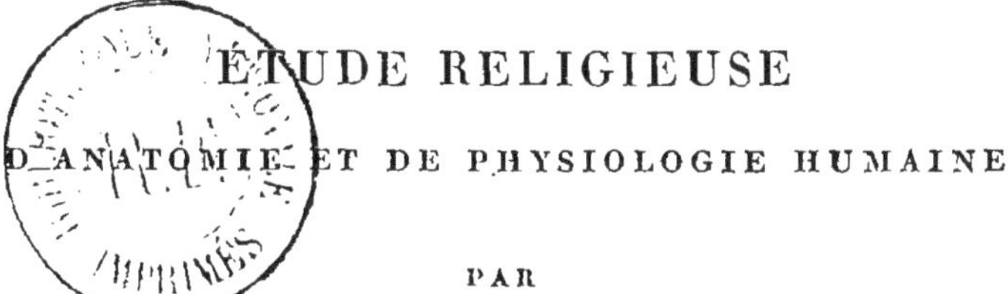

ÉTUDE RELIGIEUSE

D'ANATOMIE ET DE PHYSIOLOGIE HUMAINE

PAR

M. L'ABBÉ A. RICHE

DE LA CONGRÉGATION DES PRÊTRES DE SAINT-SULPICE

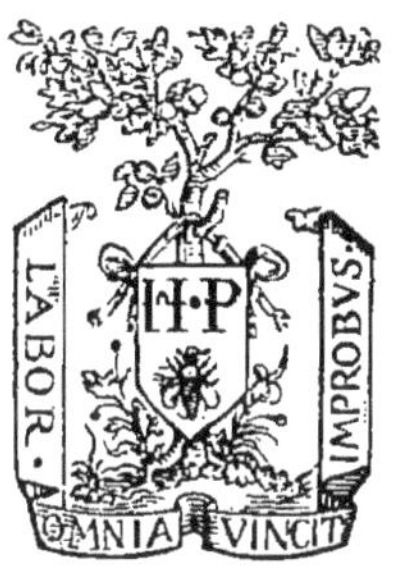

PARIS

E. PLON ET Cie, IMPRIMEURS-ÉDITEURS

RUE GARANCIÈRE, 10

1876

PRÉFACE

La nature est une grande manifestation des attributs infinis de son Créateur. Levez les yeux et regardez au firmament, creusez la terre et remuez-la jusque dans ses entrailles, voyez autour de vous la multitude des créatures qui se présentent sous tant de formes diverses : partout vous trouverez Dieu dans une révélation de sa puissance, de sa sagesse, et de sa bonté surtout.

Et, cependant, comment donc se fait-il que tant d'êtres raisonnables demeurent les yeux fermés aux rayons éclatants de cette splendeur divine? Comment expliquer que tant de maîtres dans la science paraissent si complétement étrangers, et quelquefois hostiles à ces manifestations d'un Être supérieur? Nous avons lu les livres les plus autorisés qu'ils ont écrits dans ces derniers temps, et non-seulement nous n'y avons pas trouvé l'hymne de la reconnaissance au Créateur, mais il n'y avait point trace de son souvenir ni de son nom. On aurait dit que leurs auteurs avaient peur d'y rencontrer Dieu.

Dans cet abaissement religieux de la science contemporaine, il ne lui était pas possible de se conserver noble et pure : « La religion, dit Bacon, est l'arome qui l'empêche de se corrompre. » C'est alors qu'on a vu les sciences les plus propres à élever l'homme naturellement vers Dieu, l'anatomie et la physiologie, tomber jusque dans l'abjection du plus dégradant matérialisme. La conclusion était bien naturelle : Que reste-t-il de l'âme lorsque Dieu disparaît ?

Or, il se trouve que des hommes de la science païenne deviennent les modèles et les juges de nos savants dans les siècles chrétiens. Écoutons Galien, saisi d'admiration au milieu d'une analyse anatomique du corps humain.

« O toi, s'écriait-il, ô toi qui nous as faits ! en composant un discours si saint, je crois chanter un véritable hymne à ta gloire ! Je t'honore plus en découvrant la beauté de tes ouvrages qu'en te sacrifiant des hécatombes entières de taureaux, ou en faisant fumer tes temples de l'encens le plus précieux. La véritable piété consiste à me connaître moi-même, ensuite à enseigner aux autres quelle est la grandeur de ta bonté, de ton pouvoir, de ta sagesse. Ta bonté se montre dans l'égale distribution de tes présents, ayant réparti à chaque homme les organes qui lui sont nécessaires ; ta sagesse se voit dans l'excellence de tes dons, et ta puissance dans l'exécution de tes desseins [1]. »

Un sentiment plus religieux encore nous a fait entreprendre l'étude que nous publions : le sentiment chrétien de l'apostolat par les sciences naturelles. Un hymne à Dieu par ces sciences ne nous suffirait pas ; par elles aussi nous voudrions le faire connaître, adorer et aimer, dans l'intérêt de sa gloire, pour le bien des âmes, et même pour le progrès de ces sciences elles-mêmes ; car aussi bien, il ne faut pas l'oublier, « le maître de toute science, c'est Dieu ».

Nous intitulons cette étude : *les Merveilles de l'œil*. Ce n'est point ici un titre hyperbolique et qu'on puisse accuser d'exa-

[1] GAL. *De usu part.*, lib. III, cap. X.

gération; voyons déjà ce que Cicéron écrivait sur le même sujet :

« A l'égard des sens par qui les objets extérieurs viennent à la connaissance de l'âme, leur structure répond merveilleusement à leur destination, et ils ont leur siége dans la tête, comme dans un lieu fortifié. Les yeux, ainsi que des sentinelles, occupent la place la plus élevée, d'où ils peuvent, en découvrant les objets, faire leur charge...

» La nature, — c'est-à-dire Dieu, comme Cicéron le dit ailleurs, — la nature les a entourés de tuniques fort minces : transparentes au devant, afin que l'on puisse voir à travers; fermes dans leur tissure, afin de tenir les yeux en état. Elle les a faits glissants et mobiles, pour leur donner les moyens d'éviter ce qui pourrait les offenser, et de porter aisément leurs regards où ils veulent. La prunelle, où se réunit ce qui fait la force de la vision, est si petite qu'elle se dérobe sans peine à ce qui serait capable de lui faire mal. Les paupières, qui sont les couvertures des yeux, ont une surface polie et douce pour ne point les blesser. Soit que la peur de quelque accident oblige à les fermer, soit qu'on veuille les ouvrir, les paupières sont faites pour s'y prêter, et l'un ou l'autre de ces mouvements ne lui coûte qu'un instant; elles sont, pour ainsi dire, fortifiées d'une palissade de poils qui leur sert à repousser ce qui viendrait attaquer les yeux quand ils sont ouverts, et à les envelopper, afin qu'ils reposent paisiblement quand le sommeil les ferme et nous les rend inutiles. Nos yeux ont, de plus, l'avantage d'être cachés et défendus par des éminences; car, d'un côté, pour arrêter la sueur qui coule de la tête et du front, ils ont le haut des sourcils, et de l'autre, pour se garantir par le bas, ils ont les joues qui avancent un peu. Le nez est placé entre les deux, comme un mur de séparation [1]. »

L'étude religieuse d'anatomie et de physiologie humaine que nous avons essayée ne serait pas la seule, si Dieu daignait bénir notre travail; ce ne serait que le premier volume d'une série en projet, et que nous poursuivrions autant qu'il dépendrait de nous. S'il y avait d'ailleurs quelque témérité dans l'entreprise, on nous la pardonnerait, nous l'espérons, après l'accueil fait à notre première série d'opuscules sur *le Catholicisme considéré dans ses rapports avec la société*. Plus de *quarante mille* exemplaires français ont été répandus en peu de temps, sans compter les traductions qui en ont été faites en anglais, en italien, en espagnol, en allemand et en hongrois. Ce

[1] *De nat. deor.*, II, 56, 57 et 58.

résultat nous a semblé un encouragement à de nouveaux travaux; et de vénérables autorités nous ayant confirmé dans ces dispositions, nous nous sommes mis à l'œuvre.

Nous avions d'abord espéré qu'une étude religieuse sur l'œil de l'homme pourrait être présentée tout entière sous une forme populaire; nous avons bientôt reconnu que nous nous étions trompé. Sans doute il y a, dans l'œil, des merveilles qui peuvent être appréciées par toutes les intelligences, mais il y en a d'autres qui ne peuvent être comprises que par des esprits cultivés, ou du moins initiés aux éléments de la science physique, et il n'était pas permis d'en faire abstraction dans un travail comme le nôtre.

D'un autre côté, nous étions loin d'avoir la prétention d'écrire pour la haute science; mais, en lui empruntant des notions généralement acceptées, il nous a semblé qu'il ne serait pas sans utilité de lui en rappeler certaines conséquences qui en découlent rationnellement.

Il y a certainement intérêt et profit à diriger les esprits vers l'étude religieuse des sciences naturelles; et alors même qu'un certain nombre d'entre eux n'y trouverait pas toujours exactement le niveau intellectuel et scientifique qui lui convient individuellement, l'ensemble pourrait être combiné, cependant, de manière à lui donner satisfaction. Tel est le but que nous nous sommes proposé; telle est notre espérance.

LES

MERVEILLES DE L'OEIL

Je viens de cueillir un bouquet de fleurs dans mon jardin, et je le place, sans rien dire, devant un aveugle. Ces fleurs n'ayant point de parfum, je le suppose, l'aveugle est là, les yeux ouverts et fixes; mais je ne remarque sur ses traits aucun sentiment particulier, aucune expression de contentement : il n'a rien vu!

Je rencontre, sur mon passage, un des animaux domestiques les plus intelligents, le chien : je lui montre mon bouquet. L'animal regarde, s'approche des fleurs avec indécision, les flaire, et, n'y sentant rien de bon à manger, il s'éloigne avec indifférence.

Mais c'est pour un ami que j'ai cueilli mon bouquet. Je vais le porter, sans l'en prévenir, dans sa chambre, et je me tiens à l'écart, pour voir, sans être vu, le sentiment qu'il en éprouvera. Mon ami arrive; il s'arrête devant le bouquet, le regarde, l'admire, et je vois s'épanouir sur ses traits, avec l'admiration, je ne sais quelle pensée, je ne sais quel sentiment, qui révèlent certainement une jouissance. Que s'est-il donc produit entre lui et le bouquet?

Ce sont les fleurs, sans doute, qui ont frappé ses yeux; mais l'aveugle, il a des yeux, lui aussi; et tout à l'heure, cependant, en présence du bouquet, il ne ressentait rien... Ah! je le comprends, c'est qu'il ne suffit pas d'avoir des yeux pour voir : il faut des yeux sains; et les yeux de l'aveugle sont atteints d'une infirmité qui les paralyse : ils ne reçoivent plus aucune image; ils ne disent rien, ils ne rapportent rien au cerveau, l'organe de l'entendement; ils sont comme s'ils n'existaient pas.

Et l'animal, qui a vu le bouquet, qui l'a regardé, il a des yeux sains, il a le regard perçant, intelligent à sa manière : d'où vient donc qu'il n'a exprimé aucun contentement de se voir en présence de ce gracieux assemblage de fleurs?

C'est qu'il y a deux sortes de visions : la vision purement animale, et qui peut s'exercer avec plus de pénétration et de finesse naturelle chez certains animaux que chez l'homme; et la vision tout à la fois animale, intelligente et rationnelle, qui perçoit les choses matérielles, qui communique ses perceptions au cerveau, qui jette ainsi dans l'âme une semence abondante de pensées et de sentiments moraux, et qui n'est propre qu'à l'homme.

Nous n'avons pas l'intention d'étudier ici le phénomène de la vision chez les animaux; nous nous arrêterons à le considérer dans l'homme; et, pour cela, nous étudierons successivement la structure de l'œil et le mécanisme de la vision, en présentant les considérations religieuses et morales auxquelles ces études donnent lieu tout naturellement. Nous consacrerons, ensuite, un chapitre au langage des yeux; puis, après un autre chapitre sur les maladies et les infirmités du globe oculaire, nous terminerons par une étude sur ce que nous appelons les auxiliaires de l'œil.

LA STRUCTURE DE L'ŒIL

Alors même que l'œil est grandement ouvert, on ne voit, de cet organe, qu'une petite partie. Regardez-vous dans un miroir, ou regardez en face l'œil de la première personne que vous rencontrerez, que voyez-vous? Les paupières repliées, comme des rideaux de l'œil, vous voyez la partie antérieure du globe oculaire se présenter, au centre, comme une fenêtre ronde, et, de chaque côté, vous ne remarquez qu'une petite portion de la blanche surface qui lui sert de cadre.

Mais ce n'est point là tout l'œil; et c'est l'œil tout entier dont nous voulons étudier ici la structure. Comment donc devrons-nous procéder pour observer, l'une après l'autre, chacune des parties qui composent cet organe?

Les praticiens anatomistes répondent à cette question le scalpel à la main. Donnez-nous un cadavre, nous disent-ils, nous en ferons l'autopsie, et nous vous ferons voir, par la dissection de l'œil, toutes les parties qui concourent à sa structure générale.

Je n'ai point goût pour la dissection au vif des organes de l'homme : j'aime mieux aller trouver le savant docteur Auzoux; il m'a déjà permis de puiser dans ses *Leçons d'anatomie et de physiologie humaine et comparée;* il m'a plusieurs fois expliqué, à l'aide des préparations de son *Anatomie clastique,* la structure et le fonctionnement des différents organes du corps humain; je lui demanderai une de ces préparations, celle de l'œil, et, après avoir médité sur l'ensemble de cet organe, j'en exposerai la composition et le mécanisme aussi nettement qu'il me sera possible.

Mais, d'abord, qu'est-ce donc que l'*Anatomie clastique* du docteur Auzoux, avec ses préparations? Il est au moins intéressant de connaître l'instrumentation dont nous allons nous servir. Voici : Les préparations anatomiques du célèbre docteur sont appelées *clastiques,* d'un mot grec qui signifie *rompre, briser.* C'est-à-dire que ces préparations sont des modèles d'anatomie, composés de pièces solides qui peuvent aisément se monter, se démonter, s'enlever une à une, comme dans une véritable dissection. Chacune de ces préparations est un petit chef-d'œuvre, auquel l'inventeur semble avoir donné toute la perfection possible par plus de trente ans d'étude au service du talent et de la science.

Il y a deux modèles pour l'œil dans les préparations anatomiques du docteur Auzoux : l'œil complet, d'abord, de très-grande dimension, avec chacune des parties qui se démontent; puis le même œil, coupé verticalement par moitié, avec une portion de l'orbite, des muscles, des vaisseaux, des nerfs, des membranes et du corps vitré. Ces deux pièces me sont nécessaires pour l'exposé que je dois faire ; je les emprunte à l'obligeance de mon illustre ami, et c'est devant ces préparations, reproduites en partie par la figure ci-jointe, que je vais travailler.

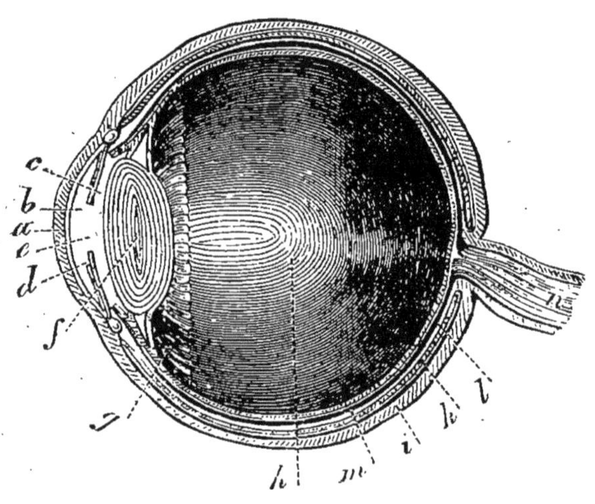

GLOBE DE L'OEIL COUPÉ VERTICALEMENT

A. Cornée. — B. Chambre antérieure. — C. Chambre postérieure. — D. Iris. — E. Humeur aqueuse. — F. Cristallin. — G. Procès ciliaires. — H. Corps vitré. — I. Sclérotique. — K. Choroïde. — L. Membrane hyaloïde. — M. Rétine. — N. Nerf optique.

L'œil de l'homme se présente sous la forme d'un sphéroïde auquel s'applique, en avant, un segment d'une sphère plus petite; cet ensemble est ce qu'on appelle le *globe de l'œil.* Je prends donc ce globe, si exactement représenté par la pièce du docteur Auzoux; je le tourne, je le retourne, et, voyant qu'il est composé de parties superposées, je me hâte, avec une curiosité toute naturelle, de démonter toutes ces parties l'une après l'autre, jusqu'à ce que j'arrive à la dernière. La voici : c'est comme le noyau de l'œil, et ce noyau s'appelle le *corps vitré.*

LE CORPS VITRÉ.

Figurez-vous, au centre de l'œil, un corps d'une nature toute particulière, transparent comme le cristal, dont la consistance est à peu près celle du verre fondu : c'est le *corps vitré.* Sa forme ressemble à une sphère dont on aurait retranché la cinquième partie antérieure. Sa texture est celle d'une éponge dont les lames seraient parfaitement transparentes; les cellules en sont remplies d'eau, et une pellicule mince, à laquelle on donne le nom de *membrane hyaloïde,* recouvre tout entier ce noyau de l'œil. Cette membrane renferme donc, dans sa cavité, le tissu spongieux et l'eau qui en remplit les cellules. Il résulte de cette disposition que, si l'on détache le corps vitré d'un œil, il roule dans la main comme une sphère; l'eau ne s'en échappe pas. Mais si l'on incise la membrane hyaloïde, et que l'on suspende le corps vitré, l'eau s'écoule goutte à goutte, comme elle sortirait d'une éponge; et, après vingt-quatre heures, il n'en reste plus que le réseau spongieux et la pellicule, affaissés et aplatis. Voilà le corps vitré, ce noyau que les rayons lumineux doivent traverser avant de former des images dans l'œil.

LA RÉTINE.

Maintenant, quelle sera la surface sur laquelle devront tomber les rayons lumineux pour former des images? Ce sera une membrane pulpeuse, très-compliquée, qui tapisse exactement la face interne de la choroïde, et qu'on nomme la *rétine*.

La rétine se compose essentiellement de l'épanouissement des fibres du nerf optique, à l'extrémité desquelles se trouvent annexés des organes terminaux particuliers. En effet, le nerf optique traverse toutes les enveloppes de l'œil, en un point situé un peu en dedans de l'extrémité postérieure de l'axe antéro-postérieur du globe oculaire; et, arrivé à la face interne de la choroïde, il s'épanouit en rayonnant, devient la *papille du nerf optique,* et forme par cet épanouissement la couche la plus interne de la rétine. A ce point, on voit successivement les fibres de cette couche se recourber pour se diriger de dedans en dehors, et former alors, par leur juxtaposition, l'épaisseur même de la membrane rétinienne. Ces fibres ainsi disposées présentent, dans leur court trajet, divers renflements dont l'usage nous est encore inconnu. Quelques-uns représentent de vraies cellules nerveuses et se terminent en se dilatant sous forme d'élément particulier, tantôt petit et mince, qu'on appelle *bâtonnet,* tantôt plus volumineux et plus large, qu'on nomme *cône.* Il est facile de comprendre, d'après cette disposition, que les bâtonnets et les cônes doivent former, par leur juxtaposition, la couche la plus externe de la rétine : cette couche, facilement séparable, s'appelle la *membrane de Jacob*.

Les derniers travaux des histologistes allemands portent à dix le nombre des couches que l'on trouve ainsi stratifiées pour former l'épaisseur de la rétine; ce sont, en allant de l'humeur vitrée vers la choroïde : une membrane limitante interne, la couche des fibres du nerf optique, la couche des cellules nerveuses, la couche granulée interne, la couche granuleuse interne, la couche granulée externe ou intermédiaire, la couche granuleuse externe, la membrane limitante externe, la couche des cônes et des bâtonnets, et, enfin, une couche de pigment qui s'infiltre entre les extrémités des cônes et des bâtonnets, et que tout porte à considérer comme faisant partie de la rétine, bien plutôt que de la choroïde.

Il est un point où la rétine est beaucoup plus mince ; c'est-à-dire que les fibres nerveuses y ont un trajet de dedans au dehors beaucoup plus court, qu'elles ne présentent aucun renflement, et qu'elles aboutissent directement à leur organe terminal : ce point, coloré en jaune, porte le nom de *tache jaune*, et se trouve situé un peu en dehors de la papille du nerf optique. En ce point, les organes terminaux sont tous représentés par les cônes, tandis que, dans les autres points, les cônes et les bâtonnets sont entremêlés.

Vers la limite tout antérieure de la rétine, que l'on appelle la région de l'*Ora serrata,* les éléments de nature nerveuse deviennent de plus en plus rares et sont remplacés par des éléments connectifs, qui existent, du reste, mais en très-petite quantité, dans toutes les autres parties de la rétine.

Ajoutons, enfin, que le nerf optique, après avoir réuni en papille toutes les fibrilles nerveuses qui aboutissent à lui, se sépare de l'œil et pénètre dans le crâne par une ouverture qui se remarque au fond de l'orbite. Arrivés là, les deux nerfs optiques, celui de droite et celui de gauche, vont à la rencontre l'un de l'autre, s'entre-croisent, contournent les pédoncules cérébraux, et, après avoir gagné la partie postérieure de la protubérance annulaire, ils se perdent dans la partie du cerveau appelée *couche optique.*

Une autre membrane fibreuse, qui donne attache à la rétine par sa grande circonférence, est la *zone de Zinn*. Cette membrane a la forme et la direction de l'iris, et les radiations de sa petite circonférence entourent le cristallin à la manière d'une collerette. On constate que la zone de Zinn est aussi un appareil de suspension qui, d'une part, tend à la rétine, et, de l'autre, maintient le cristallin dans sa position verticale; c'est pour cela qu'on l'appelle aussi *ligament suspenseur*. En pratiquant une ouverture artificielle dans la zone de Zinn, et en insufflant dans ce canal, il se produit, d'après Petit, des bosselures semblables à certains ornements que l'on pratique sur des pièces d'argenterie, et que l'on nomme pour cela vaisselle godronnée; de là vient le nom de *canal godronné de Petit,* que l'on donne à cette membrane de Zinn.

Quelques anatomistes ont considéré la zone de Zinn comme une dépendance de la membrane hyaloïde, parce que ces deux membranes adhèrent au niveau de la grande circonférence du canal godronné; mais il est facile de reconnaître qu'elles deviennent bientôt distinctes pour former, par leur écartement, les deux parois de la zone de Zinn.

LA CHOROÏDE.

A la surface de la rétine, on remarque la *choroïde,* qui l'enveloppe de toutes parts, et qui semble présider tout particulièrement, en même temps que l'iris, à la nutrition et à l'accommodation du globe oculaire. La choroïde doit son nom à la ressemblance qu'elle a avec la couche profonde de la peau, que l'on désigne sous le nom de *chorion.* Elle est composée de trois couches de texture différente : d'abord la couche superficielle, qui est *celluleuse;* la couche profonde, qui est *pigmentaire;* et la couche intermédiaire, qui est *vasculaire.*

La couche celluleuse, de couleur brune et d'aspect tomenteux, est sillonnée de stries tourbillonnées qui correspondent aux flexuosités veineuses de la couche vasculaire sous-jacente.

La couche moyenne ou vasculaire est composée de vaisseaux veineux, artériels et capillaires, disposés par plans superposés. Les veines qui occupent le plan superficiel ont été appelées *vasa vorticosa*, parce que leurs ramuscules décrivent des courbes concentriques analogues à celles d'un tourbillon. Les capillaires, situés profondément, sont disposés, comme les veines, en petites étoiles à rayons courbes. Quant aux ramifications artérielles, elles proviennent des artères ciliaires, et rampent entre les deux autres plans vasculaires.

La couche pigmentaire profonde est très-foncée; elle doit cette teinte à la présence d'un grand nombre de granulations et de cellules de pigment, si abondantes dans la peau des nègres. C'est elle qui doit absorber les rayons lumineux qui ont impressionné la rétine et qui ne servent plus à la vision. L'absence de cette couche laisserait les rayons lumineux se réfléchir en tous sens, et elle rendrait diffuse l'image rétinienne.

C'est ce que l'on voit chez les albinos, dont la choroïde est dépourvue de granulations pigmentaires.

Dans la vieillesse, les cellules pigmentaires subissent la dégénérescence graisseuse et prennent une teinte grise. Cette modification normale est souvent considérée, par les personnes inexpérimentées, comme un commencement de cataracte.

La choroïde est percée de deux ouvertures : l'une, en arrière, qui livre passage au nerf optique; l'autre, en avant, appelée *zone choroïdienne*, qui sert de cadre circulaire à l'iris. Cette zone est formée d'un seul plan dans sa moitié postérieure, et de deux plans superposés dans sa moitié antérieure. Le plan superficiel s'appelle *muscle ciliaire*, et le plan profond *corps ciliaire*.

Le muscle ciliaire, de couleur grise, se fixe en avant à l'anneau tendineux de Döllinger. Il est lui-même composé de deux ordres de fibres : les fibres *rayonnées*, et les fibres *circulaires*, qui n'occupent que la moitié antérieure du muscle ciliaire. Ce muscle sert à comprimer la périphérie du cristallin, pour en augmenter les courbures, et, par suite, la convergence. Nous verrons, plus loin, son usage dans l'accommodation de l'œil aux diverses distances.

Le corps ciliaire, ou *cercle ciliaire,* a la forme d'une couronne membraneuse, divisée en une soixantaine de petits rayons présentant un sommet adhérent à la choroïde, et une base libre qui flotte dans la chambre postérieure. Ces prolongements charnus, ou *procès ciliaires*, comme on les appelle, s'appliquent à la périphérie du cristallin, comme les griffes d'une bague autour d'une pierre précieuse. Le corps ciliaire peut être considéré comme un petit appareil érectile formé par un lacis de veinules dont l'action physiologique n'est pas encore nettement définie : cependant on regarde comme probable que leur rôle est de sécréter l'humeur aqueuse, ainsi que semble l'indiquer l'accumulation de ce liquide en arrière de l'iris.

dans les cas d'oblitération complète de la pupille.

L'HUMEUR AQUEUSE.

Entre la cornée en avant et le cristallin en arrière, se trouve un espace divisé en deux chambres par l'iris, la *chambre antérieure* et la *chambre postérieure;* ces deux chambres sont remplies par un liquide limpide et transparent, que l'on appelle *humeur aqueuse*. La quantité de cette humeur est très-petite ; elle n'est guère que de huit à dix gouttes ; mais ce liquide a la propriété de se reproduire avec la plus grande rapidité. L'humeur aqueuse perd de sa transparence et devient louche dans certaines affections de l'œil ; elle peut aussi renfermer des flocons fibrineux et sanguinolents. Parfois même on rencontre, dans la chambre antérieure, de petits corps étrangers qui ont perforé la cornée. L'usage de l'humeur aqueuse est de réfracter les rayons lumineux qui la traversent, et de maintenir la courbure de la cornée dans sa forme régulière.

L'IRIS.

Dans l'espace compris entre le cercle et les procès ciliaires, se fixe la grande circonférence de l'*iris*, membrane de nature musculeuse selon les uns, vasculeuse suivant d'autres, qui forme, en arrière de la cornée, une cloison verticale. L'iris est percé dans son milieu d'une ouverture circulaire, la *pupille* ou la *prunelle*, et représente exactement ce qu'on nomme un diaphragme dans les instruments d'optique. Sa face antérieure est colorée de nuances différentes, suivant les individus, toujours remarquables par leur délicatesse ou leur vigueur, et dont le chatoiement a fait donner à cette membrane le nom d'arc-en-ciel. Sa face postérieure est revêtue d'une couche de pigment qu'on nomme *uvée*.

La pupille se dilate dans l'obscurité, et

elle se rétrécit, au contraire, sous l'influence d'une lumière vive, ne laissant pénétrer dans l'œil que la quantité de rayons lumineux nécessaires à la vision. Certaines substances agissent également sur l'iris. Ainsi l'opium et la fève de Calabar déterminent le rétrécissement de la pupille, tandis qu'au contraire la belladone la dilate. Ces changements dans le diamètre de l'ouverture pupillaire peuvent résulter aussi de certaines affections de l'œil ou du cerveau. Les physiologistes considèrent la contraction ou la dilatation de la pupille comme se rapprochant des mouvements musculaires; et, en effet, le microscope démontre, dans l'iris, l'existence de fibres musculaires, et cette membrane se contracte sous l'influence de l'électricité.

LA SCLÉROTIQUE.

La choroïde n'est pas la dernière enveloppe de l'œil; au-dessus on trouve la *sclé-*

rotique. Cette membrane, qui est la plus extérieure des enveloppes oculaires, est aussi la plus épaisse et la plus résistante, ainsi que l'indique son nom, d'une étymologie grecque, qui signifie *dur*.

La couleur de la sclérotique est d'un blanc mat. Plus transparente chez les enfants, cette membrane permet d'entrevoir la teinte foncée de la choroïde sous-jacente, et paraît azurée. Cette disposition se rencontre également chez les phthisiques et chez les anémiques.

On s'accorde à regarder comme signe certain de la mort l'apparition d'une tache livide sur la sclérotique quelques heures après. On ne devrait donc jamais couvrir le visage ni fermer les yeux de ceux que l'on croit morts, avant l'apparition de cette tache scléroticale; on éviterait de la sorte les inhumations précipitées.

C'est à la surface extérieure de la sclérotique que s'attachent les muscles droits et obliques qui font mouvoir le globe de l'œil.

Sa surface intérieure est appliquée sur la choroïde, qui la teinte de brun, principalement dans son hémisphère postérieur. Quelques anatomistes considèrent ces dépôts de pigment comme une couche spéciale, à laquelle ils ont donné le nom de *lamina fusca*.

La sclérotique est percée de deux ouvertures : l'une, postérieure, est de forme circulaire, et donne passage au nerf optique ; l'autre, antérieure, est plus grande et de forme ovulaire, et c'est elle qui enchâsse dans le biseau de sa rainure la cornée transparente.

LA CORNÉE.

La *cornée* est une membrane transparente, enclavée dans la grande ouverture de la sclérotique, comme un verre de montre dans son boîtier. Sa face antérieure convexe est ovalaire, à grand axe horizontal ; sa face postérieure concave est circulaire. L'exagération de sa convexité constitue un vice de conformation congénital ou accidentel, connu sous le nom de *staphylôme*.

De toutes les enveloppes oculaires, la cornée est, par sa situation, celle qui est la plus exposée aux accidents du dehors; c'est pour cela que le Créateur lui a donné plus d'épaisseur qu'aux autres.

Cette membrane jouissant de la propriété de se laisser traverser par certains liquides, on en profite pour instiller des gouttelettes sur la surface de l'œil, dans le but d'agir sur ses parties profondes. C'est ainsi, par exemple, que l'on dilate la pupille par l'instillation d'une goutte d'atropine, et qu'on la contracte, au contraire, par l'emploi de l'ézérine.

Des vaisseaux, dans le tissu cornéen, produiraient des ombres qui nuiraient à la netteté de la vision; il n'y en a point. Quant aux nerfs, comme ils sont transparents, ils ne présentent pas le même inconvénient; aussi sont-ils là très-nombreux, et ce sont eux qui donnent à la cornée son extrême sensibilité. La *photophobie,* c'est-à-dire l'impressionnabilité exagérée de l'œil à la lumière, qui accompagne les inflammations de la cornée, est déterminée par l'action des rayons lumineux sur les extrémités nerveuses mises à découvert.

La cornée se compose de trois couches : une couche principale, de structure fibreuse, comprise entre deux lamelles élastiques, recouvertes elles-mêmes d'une couche épithéliale.

La lamelle élastique antérieure donne le poli à la surface convexe de la cornée. Aussi son inflammation est-elle caractérisée par la perte temporaire de cette qualité. Si cette inflammation devient interstitielle et se propage aux fibres de la couche principale, celles-ci deviennent opaques, et donnent lieu aux taches indélébiles connues sous le nom de *taies*.

La lamelle élastique postérieure se termine par un épaississement appelé *anneau tendineux de Döllinger*, qui donne attache au muscle ciliaire et à l'iris. De ce bourrelet circulaire partent des lanières dont l'ensemble constitue le *ligament pectiné*, du mot latin *pecten*, peigne.

La couche épithéliale, qui tapisse la lamelle antérieure, dépend de la conjonctive oculaire; celle qui revêt la lamelle postérieure se réfléchit avec le ligament pectiné sur l'iris.

LE CRISTALLIN.

Le *cristallin* est une lentille biconvexe à courbure postérieure plus forte que l'antérieure, d'une substance albumineuse, translucide, et placé verticalement dans l'axe de l'œil, de sorte que l'axe de la lentille correspond au centre de la pupille. Baigné, à sa partie antérieure, par l'humeur aqueuse qui remplit les deux chambres de l'œil, il se creuse un lit en arrière dans le corps vitré.

Le cristallin est contenu dans une enveloppe transparente et élastique, que l'on appelle *capsule cristalloïde*, et qui adhère, par sa face profonde, à la membrane hyaloïde. Galien a comparé cette capsule à une pelure d'oignon; mais on a fait observer justement que cette comparaison pourrait s'appliquer avec plus d'exactitude au cristallin lui-même, qui est formé de lamelles emboîtées les unes dans les autres. Chacune de ces lamelles est constituée par l'accolement d'un grand nombre de fibres longitudinales prismatiques et dentelées, creusées dans un canal qui renferme un liquide visqueux.

Lorsque le cristallin perd sa transparence, on dit qu'il est affecté de la *cataracte*, ainsi nommée parce que les anciens l'attribuaient à la chute de je ne sais quelle humeur sur les yeux. La cataracte n'est donc pas due à la formation d'une peau sur l'œil, comme on le pense vulgairement, mais bien à la production d'une opacité plus ou moins complète dans la lentille cristalline. L'opération de la cataracte consiste dans l'extraction de ce corps opaque, qui ne fait plus qu'empêcher alors les rayons lumineux d'arriver jusqu'au fond de l'œil.

LES MUSCLES DE L'OEIL.

Le globe de l'œil est situé dans la portion antérieure de l'orbite qu'il déborde, et son axe, le même que celui de la cavité orbitaire, se dirige en dedans vers le centre de la base du crâne. L'œil est fixé dans l'orbite par une capsule aponévrotique, par le nerf optique et par six muscles qui le meuvent en tous sens. Quatre de ces muscles s'implantent au fond de l'orbite, et, à cause de leur direction et de leur position, ils ont été appelés *muscles droits,* et distingués en supérieur, inférieur, interne et externe. Par leur contraction, ils portent l'axe visuel en haut, en bas, en dedans et en dehors. Un cinquième faisceau, auquel on donne le nom de *grand oblique*, à cause de sa direction, s'implante également au fond de l'orbite, gagne la partie antérieure de l'œil, dégénère en un tendon qui glisse dans une espèce de poulie, et revient sur lui-même pour se fixer à la partie postérieure et latérale de la sclérotique. Par sa contraction, ce muscle porte l'axe visuel en bas, en dehors et en arrière. Enfin, un sixième muscle, appelé *petit oblique*, dirigé presque transversalement, s'implante au côté interne de l'orbite, et, d'autre part, à la sclérotique à laquelle il s'insère par un tendon qui se contourne sur le globe de l'œil. Par sa contraction, ce muscle dirige l'axe visuel en haut et en dehors, en lui faisant exécuter un mouvement de rotation. Le globe de l'œil est entièrement enveloppé de graisse en arrière et sur les côtés, et les muscles dont nous venons de parler le tournent et le retournent comme sur un coussin.

Quand les muscles sont en repos ou qu'ils se contractent également, l'œil est dans son axe normal ; mais quand l'un d'eux est plus fort que les autres, il entraîne habituellement l'axe visuel de son côté, et constitue cette difformité que l'on appelle *strabisme,* et à laquelle on remédie plus ou moins complétement par la section du muscle le plus fort.

LES NERFS ET LES ARTÈRES DE L'OEIL.

Nous avons étudié l'œil dans les différentes parties qui le composent, et nous l'avons vu, dans son orbite, tout prêt à l'usage auquel il est destiné, la vision. Mais ce n'est point tout encore : il faut des nerfs à cet organe comme à tous les autres ; des nerfs qui ne se bornent pas à transmettre au cerveau les impressions reçues, comme le font les fibrilles nerveuses de la rétine, mais d'autres nerfs aussi qui transmettent à l'œil les ordres de la volonté. De plus, l'œil doit encore participer à la vie entretenue par la circulation du sang; et de là, la nécessité des artères et des veines.

Indépendamment des fibrilles de la rétine, on remarque, autour de l'œil, quatre paires de nerfs principales, qui se divisent chacune en un grand nombre de rameaux courant en tous sens sur les muscles. On en voit d'autres encore qui s'attachent à l'intérieur et au pourtour de l'orbite, pour aller de là jusqu'aux différentes enveloppes du globe de l'œil.

Quant aux artères et aux veines de l'organe visuel, elles sont presque aussi nombreuses que les nerfs, et on les voit s'épanouir dans toutes les directions en rameaux qui se divisent et se subdivisent; mais elles aboutissent toutes à une artère principale, qui se trouve à la partie postérieure de l'œil, à l'artère ophthalmique.

LES

PARTIES PROTECTRICES DE L'ŒIL

TUTAMINA OCULI.

Les parties protectrices de l'œil diffèrent entre elles autant sous le rapport de leur organisation que sous le rapport de leurs fonctions respectives. Si, en effet, toutes ces parties tendent vers un but commun, qui est de soustraire le globe oculaire à l'action des accidents extérieurs ou à l'impression d'une lumière trop vive, il faut aussi reconnaître que chacune d'elles y contribue d'une manière différente. Il est donc nécessaire d'examiner séparément le rôle de ces parties, qui sont : les orbites, les sourcils, les paupières, l'appareil lacrymal, et dont l'ensemble a reçu tout naturellement le nom de *tutamina oculi*, les protecteurs de l'œil.

LES ORBITES.

Il existe, à la partie supérieure de la face, deux cavités formées par l'assemblage d'un certain nombre d'os : ce sont les *orbites*. Chez l'homme, ces cavités ont la forme d'une pyramide à quatre pans, à base tournée en avant, et avec le sommet dirigé en arrière. La direction de la base mérite de fixer l'attention : en effet, elle se produit obliquement d'avant en arrière, et de dedans en dehors; d'où il résulte que la paroi externe de l'orbite a une longueur moindre que la paroi interne. Cette disposition augmente l'étendue du champ visuel en dehors.

LES SOURCILS.

Sous le nom de *sourcils*, on distingue deux éminences placées à la partie supérieure de l'orbite, et constituées par plusieurs éléments anatomiques. Une sorte de proéminence de l'os frontal, désignée sous le nom d'*arcade sourcilière,* un muscle spécial, et la peau recouverte de poils; telles sont les parties qui entrent dans la constitution des sourcils.

Considérés spécialement dans l'espèce humaine, les sourcils offrent une série de poils qui sont dirigés en haut et en dehors. La quantité de ces poils, l'épaisseur des sourcils, et leur couleur, varient chez les différents peuples, et même chez les individus. Généralement, les peuples méridionaux ont les sourcils plus épais et plus foncés en couleur que les peuples du Nord : on en trouve la raison dans l'usage protecteur qui leur est attribué.

Cet usage se rapporte à la protection de l'organe de la vue ainsi qu'à l'expression des sentiments de l'âme. Les sourcils abritent l'œil contre les agents extérieurs; ils retiennent en grande partie les corpuscules qui voltigent sans cesse dans l'atmosphère, et qui, portés par les courants d'air jusqu'au globe oculaire, pourraient, en s'insinuant entre les paupières, entraver l'exercice de la vue. Ils servent aussi à empêcher la sueur du front d'arriver jusqu'à la surface de la conjonctive. Enfin les poils des sourcils recevant en grande partie les rayons lumineux qui tombent d'en haut sur l'œil, ils atténuent l'intensité d'une lumière qui serait assez vive pour blesser l'organe de la vision.

Sous le rapport de l'expression des passions, les sourcils jouent un rôle non moins remarquable. Trois muscles les portent en différents sens : le *muscle frontal* les élève et les éloigne l'un de l'autre, quand les traits s'épanouissent sous l'influence de la joie ; et le *sourcilier* ainsi que l'*orbiculaire* les rapprochent et les abaissent, quand c'est la colère qui contracte et resserre les traits.

LES PAUPIÈRES.

Au devant de l'œil se trouvent des voiles mobiles destinés à soustraire momentanément cet organe à l'action de la lumière : ce sont les *paupières*.

Les voiles palpébraux sont mis en mouvement par deux muscles : le *releveur de la paupière*, ou *sourcilier*, et l'*orbiculaire*. Le premier est surtout destiné à tenir l'ouverture palpébrale largement ouverte, et il ne se repose à l'état de veille que dans des instants très-courts, et par saccades, au moment du clignement. L'orbiculaire est formé de fibres en anses ou en anneaux, et il présente de chaque côté, et surtout en dedans, des adhérences osseuses, de vraies insertions; de telle sorte qu'en se contractant, il réduit l'ouverture palpébrale à une fente transversale. On explique cet effet par les *cartilages tarses*, qui sont de fortes couches de tissus fibreux, contenus dans l'épaisseur des paupières.

Les fonctions de l'orbiculaire palpébral semblent supplémentaires de celles de l'orbiculaire de l'iris : il se contracte, comme ce dernier, d'une manière réflexe, sous l'influence des sensations rétiniennes, par exemple, lorsque la lumière est trop vive; mais il se contracte aussi sous l'influence de réflexes dont le point de départ est sur la cornée. Aussi est-il difficile de tenir l'œil ouvert quand un corps étranger touche la surface antérieure de la cornée : les maladies de cette surface donnent souvent lieu à de véritables spasmes des paupières.

La peau des paupières présente une grande finesse, et le tissu cellulaire qui la double est d'une extrême laxité. Quant aux cartilages, ils servent à empêcher l'enroulement de la peau sur elle-même, et déterminent en grande partie la direction de la fente palpébrale. Ce sont encore ces cartilages qui renferment dans leur épaisseur un appareil de sécrétion connu sous le nom de *glandes de Meïbomius*, et formées de follicules agrégés. Ces glandes, qui sont au nombre de soixante environ pour les deux paupières, renferment un liquide épais, jaunâtre, et composé de globules graisseux. C'est ce liquide qui apparaît, le matin, au réveil, sous la forme d'un petit amas jaunâtre occupant le grand angle de l'œil, et que l'on appelle vulgairement *chassie*. Le produit de sécrétion des glandes de Meïbomius a pour usage de lubrifier le bord libre des paupières, de favoriser le glissement de ces voiles membraneux sur le globe oculaire, d'étendre les larmes à la surface de la conjonctive, enfin de s'opposer à leur écoulement sur les joues.

Quant aux *cils,* qui garnissent les bords des paupières, leur disposition est telle qu'ils se regardent par leur convexité; et quand les paupières se rapprochent, ils s'entrelacent les uns dans les autres, sans jamais se mêler. Les cils servent à éloigner de la surface de l'œil les corpuscules qui pourraient blesser cet organe délicat, et à diminuer l'intensité d'une lumière trop vive. On peut juger de l'utilité des cils par l'exemple de ceux qui les ont perdus accidentellement, et qui sont presque toujours atteints d'une inflammation chronique de la conjonctive.

La *conjonctive,* comme toutes les muqueuses, n'est qu'une continuation de la peau qui, arrivée aux bords libres des paupières, s'amincit et s'applique sur la face antérieure de l'œil, à laquelle elle adhère intimement; elle est tellement mince sur la cornée et tellement transparente que son existence, dans l'espèce humaine, est révoquée en doute par beaucoup d'anatomistes. La conjonctive a manifestement pour usage d'empêcher l'usure qui résulterait nécessairement du frottement des paupières contre le globe de l'œil.

L'APPAREIL LACRYMAL.

Cet appareil se compose d'une glande sécrétant le liquide lacrymal, ou larmes; des paupières, destinées à les répandre sur la surface antérieure du globe de l'œil; et enfin d'une série de canaux, qui absorbent ce liquide et le font couler dans les fosses nasales.

La *glande lacrymale*, formée de lobules analogues à ceux des glandes salivaires, est placée à la partie supérieure de l'angle externe de l'œil : la pesanteur est donc suffisante pour conduire sur la partie externe du globe oculaire le liquide incolore et alcalin qu'on appelle *larmes*. De l'angle externe de l'œil, les larmes sont étalées jusqu'à l'angle interne par les seuls mouvements de l'orbiculaire, qui, en produisant le clignement, les répand dans tout le sac conjonctival. Ainsi ce clignement des paupières assure la transparence de la cornée; car il y verse un liquide qui en prévient le desséchement, tout en restant en couche assez mince et assez égale pour ne pas troubler la vision. L'un des premiers effets de la paralysie des paupières est l'inflammation de la cornée : par défaut de circulation et d'expansion des larmes, cette membrane se trouve soumise aux injures de l'air et des poussières ambiantes.

La sécrétion des larmes est continue. Elle est augmentée, parfois, par des causes morales ou des réflexes dont le point de départ est le plus souvent sur la cornée, mais parfois aussi sur la muqueuse nasale ou sur la rétine. Si un corps étranger vient à s'arrêter sur la cornée en l'irritant, aussitôt il y a une hypersécrétion de larmes qui viennent le dissoudre ou l'entraîner.

Les larmes s'évaporent en grande partie; mais il y en a toujours un excès qui reste, et qui, ne pouvant s'écouler normalement sur les joues par le bord libre des paupières, à cause de la sécrétion grasse fournie par les glandes de Meïbomius, s'accumule dans l'angle interne de l'œil, au niveau de l'excavation que l'on nomme le *sac lacrymal*. De là les larmes pénètrent par les *points lacrymaux*, et suivent successivement les *canaux lacrymaux*, le sac lacrymal et le canal nasal, pour arriver jusque dans les fosses nasales, au niveau de la partie antérieure du méat inférieur.

D'après l'enseignement du professeur Küss, publié par le docteur Mathias Duval, le passage de l'air dans les narines expliquerait d'abord la progression des larmes dans le conduit nasal; mais, de plus, il semblerait que les larmes servent encore à lubrifier les voies respiratoires, et à s'opposer à l'action desséchante du courant d'air de la respiration. En effet, les fosses nasales sont un appareil destiné à échauffer et à rendre humide l'air inspiré; or, la présence des larmes, en humectant l'entrée des voies aériennes, contribue puissamment, par la vapeur d'eau qu'elles cèdent à l'air inspiré, à entretenir jusque dans les poumons l'humidité si favorable à l'échange des gaz.

Au degré de perfection que nous venons de constater dans la structure de l'œil et de ses parties protectrices, on s'arrête en se rappelant la parole de l'historien sacré après la création de l'homme, et l'on se dit que Dieu dut trouver « que son œuvre était bonne : *Vidit Deus quod esset bonum.* »

LE DOIGT DE DIEU

DANS LA STRUCTURE DE L'ŒIL

Digitus Dei est hic.
(*Exode*, VIII, 19.)

Il y a, dans la fine horlogerie, des montres-bijoux, qui ne sont pas beaucoup plus grandes que l'œil de l'homme, et qui sont d'un travail merveilleux. Ouvrez-les; comptez le nombre des pièces qui les composent, admirez leur délicatesse, leur précision, leur assemblage, et vous ne refermerez pas ces bijoux sans vous écrier instinctivement: En vérité, quel chef-d'œuvre! quelle petite merveille!

Vous avez bien raison, c'est vraiment merveilleux.

Et, cependant, réfléchissez un peu sur cet admirable travail. D'abord, il a fallu beaucoup de temps, il a fallu des siècles de combinaisons artistiques, et chez les nations les plus avancées dans les arts, avant d'arriver au perfectionnement relatif de cet objet merveilleux. C'est peu à peu, et en passant par une longue suite d'essais, de tâtonnements, de modifications, qu'on est arrivé à ce résultat mécanique et artistique.

Remarquez, ensuite, qu'il y a là le travail de plusieurs ouvriers. Ce n'est pas seulement dans la suite des temps que beaucoup d'ouvriers se sont exercés sur une très-grande quantité de montres; mais, pour cette seule montre que vous admirez, il y a eu presque autant d'ouvriers qu'il entre de pièces dans sa composition; et chacune de ces pièces a été séparément perfectionnée dans la suite des temps et en différents pays.

De plus, quand j'ai parlé de la perfection de cette petite merveille, j'ai pris soin d'observer que c'était une perfection purement relative : oui, relativement aux travaux des âges précédents. Mais quel est l'ouvrier, quel est l'artiste qui oserait affirmer qu'on ne pourra plus mieux faire? Est-ce que chaque jour ne vient pas donner un démenti aux prétentions de ceux qui se vantaient d'avoir atteint le terme de la perfection en fait de mécanisme et dans les arts? Non, vous n'êtes pas en présence d'une perfection; et quand vous ne saisiriez pas ce qu'il y a encore de défectueux dans la pièce qui est l'objet de votre admiration, soyez sûr que vingt années ne s'écouleront pas sans qu'on ait fait autrement et mieux encore.

D'ailleurs, voyez, déjà, ce qu'il y a ici d'imperfections dans les parties et dans l'ensemble de ce merveilleux bijou. C'est une montre qui, malgré sa petitesse, vous indique exactement les heures du jour : c'est admirable, sans doute; mais, cependant, vous êtes d'abord obligé de la remonter chaque jour : le mouvement perpétuel n'est qu'un rêve. Et puis, il faut qu'après un temps qui ne dépasse pas quelques années, l'ouvrier reprenne son œuvre pour la réparer, ou, du moins, pour la nettoyer. Enfin, malgré toutes les précautions que l'on prendra pour protéger cet instrument délicat, il suffira d'un choc, de la moindre chute, du plus petit effort inopportun ou maladroit, en le remontant, pour amener un accident qui le rende inutile.

Voilà donc tout ce que l'habileté et tout ce que le génie artistique de l'homme ont pu faire, dans la suite des siècles, pour fabriquer une montre. Certainement, c'est déjà un très-beau travail, un travail admirable; mais, cependant, que de choses défectueuses encore!

Et ce que nous disons de la montre du travail le plus achevé peut et doit s'appliquer, sans exception, à tous les ouvrages, à tous les chefs-d'œuvre sortis de la main des plus habiles artistes. Le caractère de la spontanéité leur manque : il faut toujours beaucoup de temps et beaucoup d'hommes pour les mener à un certain degré de perfection relative; et, à ce degré, on est obligé de reconnaître qu'il leur manque encore beaucoup de qualités.

Maintenant, je reviens à l'œil de l'homme, et je le compare, dans sa composition, aux ouvrages les plus parfaits de l'art humain.

On dit, d'abord, qu'une question s'est présentée sérieusement à certains esprits réfléchis; cette question est celle-ci : L'œil de l'homme, l'homme lui-même a-t-il été créé?

Oui, j'ai lu, et j'ai entendu dire que des esprits sérieux s'étaient posé cette question, et que plusieurs même l'avaient résolue négativement. Le fait matériel ne peut être nié; mais, en vérité, comment prendre au sérieux une pareille philosophie?

Est-ce qu'il pourrait jamais entrer sérieusement dans un esprit raisonnable et sain que la montre la plus simple aurait pu se rencontrer sans avoir jamais été travaillée par personne? Et comment donc le dire de l'œil de l'homme, et de l'homme tout entier, du plus admirable chef-d'œuvre qui se trouve dans le monde?

Quand même on admettrait, — ce qui est absurde, — l'existence éternelle d'une matière première, et qui aurait servi à composer, dans la suite des temps, ce que nous voyons actuellement, la difficulté resterait presque toujours la même. On n'expliquerait jamais comment des matières préexistantes auraient pu s'organiser, dans la suite des âges, de manière à composer un seul organe du corps, l'œil, par exemple. L'œil de l'homme a donc été fait; il a été créé. Et comme ce n'est point un homme qui a pu créer l'œil de l'homme, reconnaissons-le donc, c'est Dieu.

D'ailleurs, il n'est point vrai que

l'homme, ni aucun organe de son corps, soit devenu peu à peu, et en passant par diverses transformations, tel que nous le voyons actuellement. Pour répondre par un mot à cette étrange affirmation qu'on voudrait introduire dans la science de nos jours, et qui en serait l'humiliation, nous n'avons qu'à demander aux matérialistes de nous montrer l'homme, dans l'histoire ou dans les vestiges de l'humanité la plus reculée, à l'état informe et incomplet, tel qu'ils le supposent. On a découvert des dessins et des sculptures qui remontent aux premiers âges connus, et qui représentent l'homme ; on a des descriptions de son corps et de ses divers organes dans les monuments scripturaux des temps les plus reculés : eh bien, est-ce que l'on y a trouvé quelque part et jamais un corps humain, ou simplement un seul organe de l'homme, qui ne fût tel que nous le voyons maintenant? Avancer que l'homme et ses organes ont passé par des transformations successives pour arriver à leur état actuel est donc une affirmation gratuite, qui ne repose sur aucun témoignage, et qui est, au contraire, démentie par tous les monuments de l'antiquité.

L'œil de l'homme a donc été créé par un seul acte de la volonté divine, complet, parfait, et tel que nous le voyons actuellement. Nous ne constatons même point ici ce que nous trouvons dans d'autres êtres créés de la nature, sur lesquels le travail de l'homme vient s'ajouter à l'œuvre de Dieu, pour en tirer meilleur parti : l'homme n'a rien fait dans cette création organique ; et il n'y a là que l'ouvrage de Dieu.

Mais ce qui caractérise les œuvres de Dieu et ce qui les distingue de l'ouvrage des hommes, c'est la vie. Je prends une préparation du docteur Auzoux, son œil par exemple ; c'est une parfaite imitation de l'œil humain, rien n'y manque, non, rien que la vie. Mais la vie, c'est tout, dans l'organisme humain. Un œil sans vie serait sans doute un très-intéressant assemblage de différentes pièces, mais ce ne serait plus qu'un objet de curiosité ; il serait sans usage pratique. Il y a dans une montre une certaine imitation de la vie : un mouvement, une activité qui dure pendant vingt-quatre heures ; mais, au terme de cette durée, et jusqu'à ce qu'on ait remonté l'instrument, c'est fini : plus de mouvement, plus d'activité ; tout est mort ! Prenez chaque pièce de cette machine, si bien travaillée qu'elle soit, c'est de la matière inerte. Non-seulement l'homme ne fait pas la vie, mais on dirait qu'il ne peut travailler et donner à ses œuvres une image de la vie par le mouvement qu'en donnant d'abord la mort à tous les instruments dont il se sert : son instrumentation est composée, le plus souvent, de matières qui appartenaient au règne végétal ; et il a dû arrêter, couper, mutiler la végétation et lui donner la mort, pour arriver par elle à produire le mouvement.

Mais considérez l'œil dans un homme vivant : voyez-le se mouvant en tous sens au moyen de ses muscles ; il vit. Et il ne se meut pas seulement pendant quelques heures et quelques jours ; ce sera pour autant de temps que l'homme lui-même vivra. Sans qu'on ait jamais besoin de retoucher l'organe, il continuera à se mouvoir : ce sera le mouvement perpétuel, ce sera la vie sans relâche et sans interruption.

Et ce n'est pas seulement l'œil dans son ensemble qui vit de la sorte, ce sont toutes les parties qui le composent, et toutes les molécules qui composent ces parties. Si l'on pouvait faire la dissection d'un œil sans rien rompre de son organisme ; si l'on pouvait prendre séparément le corps vitré, la rétine, la choroïde, l'iris, la sclérotique, avec les muscles, les artères et les nerfs qui s'y rattachent, on y verrait partout la vie dans le mouvement qui les anime. Bien plus, en prenant isolément la moindre molécule de chacune de ces parties, on y trouverait encore la vie aussi complète, aussi parfaite dans son activité. Oui, prenez la gouttelette de sang la plus microscopique dans la plus petite veine de l'artère ophthalmique; prenez la plus imperceptible fibrille nerveuse de la rétine, et vous y constaterez la vie dans toute sa perfection. Cette gouttelette de sang qui contribue à la vie générale de l'œil, non-seulement elle vit par elle-même, mais elle appartient au fonctionnement général de la circulation du sang dans le corps tout entier : elle reçoit la vie, elle la conserve pour elle-même, elle la donne à un organe sans la perdre dans cette action : on dirait qu'elle est elle-même la vie. Et cette fibrille nerveuse, dont vous ne pourriez constater l'existence dans la rétine qu'à l'aide d'un instrument d'optique d'une grande puissance, nous en pouvons dire autant par rapport à elle-même, par rapport au mécanisme général du système nerveux, et par rapport à l'organe auquel elle appartient.

La puissance de Dieu éclate dans la création, et elle se manifeste jusque dans un atome, jusque dans la moindre molécule de l'organe visuel. Maintenant, si nous voulons étudier cet organe dans l'ordonnance des parties qui le composent, nous ne serons pas moins frappés de la sagesse divine qui en a fait l'assemblage, et des admirables précautions dont elles sont entourées par la bonté du Créateur. Nous avons fait un travail d'analyse en exposant la structure admirable de l'œil; nous voudrions maintenant la reprendre par la synthèse, pour nous pénétrer encore plus profondément des perfections auxquelles on doit reporter cette merveille de la création.

Le corps vitré, avons-nous dit, est une sphère transparente, qui forme comme le centre, le noyau de l'œil, dont la texture est celle d'une éponge, avec des cellules remplies d'eau, et qui est renfermée dans la membrane hyaloïde. Mais quelle est donc la composition de cette membrane, des lames qui forment les cellules spongieuses du corps vitré et de l'eau qui les remplit? Comment cet ensemble peut-il demeurer si parfaitement transparent? Comment l'eau qui remplit les cellules ne se trouble-t-elle jamais? Comment ne s'épanche-t-elle pas à travers les lames cellulaires et la membrane hyaloïde, qui sont d'une si excessive délicatesse? Quelle est la puissance et quelle est la sagesse qui peuvent maintenir dans un équilibre constant des éléments si faciles à se désorganiser?

Maintenant, voici la rétine. Il y a là des myriades de fibrilles nerveuses, tellement rapprochées qu'elles semblent se toucher, et qui doivent transmettre au cerveau toutes les impressions qu'elles reçoivent; mais comment pourront-elles s'épanouir librement sur une membrane recouvrant une surface qui n'est guère plus volumineuse qu'un très-petit œuf d'oiseau? Avec toutes les merveilleuses inventions de l'industrie contemporaine, on ne parviendrait jamais à produire un assemblage de fils aussi déliés, aussi fins et aussi multipliés; mais alors même qu'on le pourrait, comment serait-il possible de les mettre en mouvement, sans désordre et sans trouble, sur une si petite surface, pour en obtenir un résultat unique, régulier et constant? Or, il semble que la main du Créateur ait voulu se jouer ici des plus inextricables difficultés. Examinez au microscope la rétine, cette membrane si délicate et si fine sur laquelle doivent s'épanouir ces myriades de fibrilles nerveuses, et vous pourrez constater qu'elle est elle-même composée de dix couches différentes. De cette manière, les fibrilles, si nombreuses qu'elles soient, trouvent des surfaces qui suffisent à leur épanouissement, et c'est ainsi que leurs fonctions peuvent s'accomplir sans la moindre perturbation.

La choroïde, qui sert comme d'enveloppe à la rétine et au corps vitré, ne nous apparaît pas seulement, dans l'œil, comme une membrane protectrice; elle est elle-même composée de trois couches distinctes, et son tissu cellulo-vasculaire indique assez naturellement qu'elle doit avoir un usage multiple.

En effet, la choroïde paraît être dans l'œil, pour le sang, ce que la rétine est pour les nerfs : c'est la partie qui reçoit le sang en plus grande abondance, et qui semble ainsi destinée à renouveler, à entretenir la vie de l'œil. Nous retrouvons ici la merveille qui nous est apparue dans la rétine : une multitude de petits rameaux sanguins qui s'épanouissent sur la triple surface de la choroïde, et qui portent et reportent le sang dans tous les sens sans désordre et sans trouble.

Et ce pigment, et cette espèce de poussière noire qui tapisse la choroïde en lui donnant sa couleur, quelle est la sagesse qui l'a semée sur cette membrane? Elle est nécessaire sur la choroïde, sur la face postérieure de l'iris et les procès ciliaires, pour former la chambre noire que demande le mécanisme de la vision ; mais quelles précautions n'a-t-il pas fallu pour donner à ces parties de l'œil la nuance précise qui leur était indispensable, et ne point laisser égarer sur les parties voisines les moindres parcelles du pigment?

Enfin, la pupille, qui s'ouvre à la partie antérieure de la choroïde, pour laisser pénétrer les rayons lumineux, ne mérite pas moins de fixer notre attention : son diamètre, si justement proportionné à son usage ; l'élasticité musculaire de l'iris, qui lui permet de se contracter ou de se dilater, suivant l'éclat et la quantité des rayons lumineux ; cette admirable disposition ne serait-elle pas à elle seule un témoignage incontestable de la sagesse providentielle qui a présidé à la formation de l'organe visuel?

L'iris, qui s'arrondit comme un anneau au pourtour de la pupille, ne sert pas seulement à sa contraction et à sa dilatation ; à l'extérieur, c'est la partie colorée de l'œil ;

et les nuances variées qu'on y remarque semblent être un ornement gracieux dans l'intention du Créateur.

Avec l'extrême délicatesse de sa composition, la choroïde avait besoin d'être protégée, comme elle protégeait elle-même la rétine et le corps vitré; il lui fallait, comme une sorte de boîte solide, la membrane dure, fibreuse et résistante de la sclérotique. A l'extérieur, et les paupières étant ouvertes, la sclérotique, d'un blanc resplendissant, est comme le cadre dans lequel se détachent la pupille et l'iris, et cet ensemble est d'une harmonie qui laisse bien voir la main du céleste artisan. Cependant, comme la sclérotique est une membrane d'un blanc opaque, la partie antérieure correspondant à l'ouverture formée par la pupille devait être transparente, pour donner passage aux rayons lumineux; et voilà que cette partie est formée par la cornée, une membrane à part, composée elle-même de plusieurs couches, et qui s'adapte à la sclérotique avec une régularité parfaite, malgré sa plus grande convexité.

Mais pourquoi donc cette partie plus convexe? C'est qu'il faut, à l'intérieur, entre l'iris et la cornée, une petite chambre remplie d'humeur aqueuse, et qui ne serait pas suffisante sans ce degré de convexité. Maintenant la proportion est parfaitement gardée, et tout est à sa place.

Pour compléter la composition de l'œil, il ne manquait plus qu'une lentille nécessaire au mécanisme de la vision; nous la trouvons dans la chambre postérieure, entre l'iris et le corps vitré; c'est le cristallin. Il ne lui fallait pas seulement la forme lenticulaire, il devait être aussi d'une parfaite transparence; et voilà que nous trouvons cette double condition dans la matière albumineuse qui compose cette partie de l'œil. La membrane qui l'enveloppe ne s'opposera en aucune manière à la transparence; elle est elle-même transparente aussi bien que le cristallin.

Après cela, si vous observez les muscles qui ont pour fonctions de donner à l'œil ses divers mouvements, n'admirez-vous pas avec quelle précision ils accomplissent leur jeu? Peut-on imaginer un équilibre plus parfait et plus harmonieux?

Enfin, ne quittons pas le globe de l'œil sans remarquer de quelle étonnante manière le nerf optique s'en dégage, à la partie postérieure de la sclérotique. Il faut se rappeler, d'abord, que ce nerf résume les myriades de fibrilles et de nerfs qui viennent y aboutir de toutes les parties concourant à l'organe visuel : c'est comme un faisceau dans lequel ils se perdent. On doit remarquer, ensuite, la direction que prennent les deux nerfs optiques en se détachant du globe de l'œil. Nous avons dit qu'ils pénètrent dans le crâne par un trou qui se trouve au fond de l'orbite, qu'ils se rencontrent bientôt, et qu'ils se croisent pour aller se perdre dans la couche optique. On s'explique bien qu'ils se dirigent en effet vers le cerveau, puisque c'est là que doivent aboutir tous les nerfs; mais, en ne considérant ici que l'assemblage des fibrilles nerveuses, comment toutes et chacune peuvent-elles porter au cerveau leurs impressions distinctes, et cela par le moyen d'un seul faisceau nerveux, du nerf optique où ils viennent aboutir? Qu'on dise ensuite pourquoi les deux nerfs optiques se croisent avant d'aller se perdre dans le cerveau. Ce ne peut être là je ne sais quel caprice de la nature; il n'y a point de caprice dans la disposition des différentes parties de l'œil telles que nous les avons observées jusqu'à présent : ces deux nerfs se croisent pour le fonctionnement régulier de l'organe visuel; voilà tout ce qu'on en peut dire.

En résumant ce que nous venons d'exposer des différentes parties qui composent le globe de l'œil, nous voyons qu'on en compte six principales : le corps vitré, la rétine, la choroïde, le cristallin, l'iris, et la sclérotique munie de la cornée; mais chacune de ces parties se compose elle-même de plusieurs autres qui pourraient se décomposer à leur tour en une infinité d'éléments. Il n'y a pas d'anatomiste qui puisse dire, même approximativement, le nombre d'éléments essentiels qui concourent à la composition d'un œil : c'est prodigieux !

A ne compter que les membranes bien reconnues qui entrent dans la composition du globe de l'œil et de ses différentes parties, on en trouve au moins cinq : la membrane hyaloïde avec ses deux lamelles, la membrane rétinienne avec ses dix couches superposées, la membrane de la choroïde avec ses trois autres couches, la sclérotique avec les différentes couches de la cornée, et la membrane cristalline.

Cinq membranes différentes, c'était assez pour protéger l'organe de la vision dans les différentes parties qui le composent; mais, une fois l'œil fixé dans son orbite, le Créateur voulut faire encore quelque chose de plus pour l'y protéger. Et d'abord il lui donna les paupières, ces rideaux de l'œil, qui s'ouvrent et se ferment à la moindre volonté, non-seulement pour y introduire la lumière, mais pour le protéger contre les corps étrangers qui menaceraient d'y pénétrer. La conjonctive, ensuite, cette muqueuse si fine et si lisse, qui doit prévenir l'usure résultant du frottement des paupières contre le globe de l'œil. Tant de précautions paraissaient plus que suffisantes pour garantir, autant que possible, l'organe de la vision dans les conditions ordinaires de la vie; et voilà que la main créatrice y ajoute encore le grillage des cils et l'ombrage des sourcils; et elle le fait de telle sorte que ce n'est pas seulement une protection pour l'œil, mais encore un ornement du visage de l'homme. Qu'on se figure une face humaine sans sourcils et sans cils, et l'on verra la double intention de Dieu dans ces détails qui appartiennent à l'organe de la vue.

LES LARMES

Les anatomistes mettent l'appareil lacrymal au nombre des parties protectrices de l'œil; nous en avons vu la raison. Les larmes, qui mouillent continuellement la conjonctive, sont surtout destinées à favoriser le glissement des paupières. Mais nous avons remarqué aussi la précaution délicate prise par le Créateur pour éviter que l'épanchement ne s'en fît avec excès : le liquide gras et onctueux des glandes de Meïbomius est là tout à propos pour ne leur permettre qu'un écoulement suffisant et convenable. Les larmes, sécrétées par des glandes, se répandent avec mesure sur les conjonctives, et elles s'échappent ensuite dans les fosses nasales, comme dans un déversoir, par les points lacrymaux.

Voilà l'usage des larmes dans l'organe visuel. Mais ce n'est point là tout ce qu'on peut en dire, et l'on sait que les larmes coulent souvent comme une expression morale des passions de l'âme et des sentiments du cœur.

Nous nous trouvons ici en face d'un phénomène étrange et mystérieux. Il est bien facile aux matérialistes d'expliquer les larmes dans les émotions humaines, en disant que ces émotions réagissent sur le système nerveux, et que les nerfs exerçant alors une certaine action sur les glandes lacrymales, les larmes s'en échappent en plus grande abondance : on voit bien vite tout ce qu'il y a d'incomplet et de forcé dans une semblable théorie. Pourquoi ne point avouer qu'il y a là un phénomène inexplicable pour la science naturelle?

Non, la science ne pourra jamais expliquer l'action des passions sur une glande de l'œil, qu'on appelle lacrymale, et dont elle occasionne l'épanchement abondant : il y a là tout un mystère qui ne peut s'éclaircir que par un autre mystère : l'influence de l'âme sur le corps. En dehors de cette influence, et en dehors de l'âme, il ne reste plus rien qu'une énigme.

Mais enfin, dans l'hypothèse de l'influence de l'âme sur le corps, le phénomène des larmes est-il expliqué comme expression des passions de l'âme et des sentiments du cœur? Nullement; seulement, alors, on l'admet comme un fait appartenant à la catégorie de ceux qui résultent de cette influence, et qu'on accepte en se résignant à ne pas remonter plus haut.

Du reste, quoi qu'il en soit de l'explication, voici le fait : Vous étiez calme et joyeux; tout à coup une lettre vous arrive, qui vous annonce très-brusquement la mort d'un parent ou d'un ami; aussitôt l'expression de vos traits devient triste, douloureuse, et vous pleurez!... Vous pleurez; et, si vos larmes viennent réellement et sincèrement du cœur, on ne les verra point couler sans en être attendri, et sans pleurer avec vous peut-être.

J'ai dit : « Si vos larmes sont sincères » ; car il y a aussi des larmes pour l'apparence. « Les larmes d'un héritier, disait un poëte païen, ne sont que trop souvent un rire qui se cache. » On peut donc pleurer des larmes dissimulées; et c'est là un autre phénomène dont l'explication reste encore un secret.

Il y a bien, sans doute, des individus dont les larmes ne sont point un mystère, quoiqu'ils pleurent à la moindre occasion. Évidemment ces gens-là ont une grande faiblesse de glande lacrymale; c'est comme une infirmité de la membrane qui recouvre cette glande. Aussi ceux qui les connaissent ne s'y méprennent pas : ces larmes les impatientent, ou bien elles les font rire.

Mais il y a d'autres larmes qui coûtent davantage au cœur de l'homme! Il y en a qui ne coulent qu'après une sécheresse des yeux cent fois plus douloureuse que les pleurs. Avez-vous rencontré, quelquefois, une mère près du lit de mort de son enfant, et qui ne pouvait pas pleurer? Elle regardait le corps inanimé de cet être chéri; elle le regardait avec des yeux égarés et secs, et son regard était effrayant!... Pauvre mère, pensiez-vous, ah! si seulement elle pouvait pleurer!... Vous aviez bien raison : « Oui, disait le Sauveur Jésus, bienheureux ceux qui pleurent, car ils seront consolés! » Nous savons bien tous les autres sens qu'on peut donner à cette divine parole; mais il est certain que les larmes, si douloureuses qu'elles soient, sont cependant un soulagement pour ceux qui les versent; et c'est ce qui a fait dire à un poëte latin « qu'on trouve un certain plaisir dans les pleurs ».

Qu'on ne dise point, d'ailleurs, qu'il y a de la faiblesse à pleurer : non, ce n'est pas même une imperfection de l'humanité; car le Fils de Dieu, qui était aussi le Fils de l'homme, a pleuré, sur la terre; et ces larmes sur le malheur des autres ne sont pas moins

5.

adorables que le sang qu'il a versé pour la rédemption du monde.

Dans l'ordre moral, savez-vous bien ce que c'est qu'une larme? « C'est le sang de l'âme », disait saint Augustin.

Aussi, quand ce sang lacrymal se répand par les yeux dans une grande douleur; quand il s'épanche, surtout, des yeux de l'innocence, il émeut profondément ceux qui le voient couler. Qui ne s'est senti remué jusqu'au fond du cœur quand il a vu pleurer un petit enfant sur la tombe de sa mère?

Il y a des larmes silencieuses qui sont, à elles seules, toute une touchante prière. Quand le coupable vient s'agenouiller au bas du temple, le repentir dans l'âme, et que, regardant de loin le tabernacle, il demande pardon en pleurant, Dieu reçoit ces larmes pénitentes, et il y répond par des grâces qui ménageront la réconciliation.

Serait-ce exagérer de dire qu'il y a quelquefois du sublime dans les larmes? Nous avons vu, sur un champ de bataille, un vieux soldat, un porte-drapeau, blessé à mort, perdant son sang à flots, et pleurant l'étendard qu'on venait de lui arracher et qu'il suivait du regard!... Ces larmes n'étaient-elles pas sublimes?

Nous avons dit les larmes de la douleur; mais il y en a d'autres encore : on pleure de joie; et c'est bien aussi de ces larmes que l'on peut dire : « Bienheureux ceux qui pleurent! » Ceux qui les répandent n'ont pas besoin d'être consolés; car ces pleurs eux-mêmes ont un charme dont le seul souvenir est un rafraîchissement dans les aridités de la vie. Au jour de sa première communion, par exemple, l'enfant pleure au retour de la table sainte; et, en le voyant, son père, sa mère, se disent avec attendrissement : « Ah! oui, c'est bien son plus beau jour!... Pleure, cher enfant! »

C'est donc une loi de la nature, et de la Providence qui l'a créée : « Il y a des larmes dans tout l'univers, disait le Père Lacordaire; et encore qu'elles n'eussent pas de cause, elles couleraient sans cause par le seul charme de cette tristesse dont notre âme est le puits profond et mystérieux. »

Maintenant donc, nous n'admirerons plus seulement l'appareil lacrymal dans son fonctionnement protecteur sur l'organe visuel; nous y verrons une disposition merveilleuse de la sagesse et de la bonté de Dieu dans l'ordre moral, et nous l'en bénirons dans l'effusion de notre reconnaissance. En vérité, le doigt de Dieu est là : *Digitus Dei est hic.*

LE

MÉCANISME DE LA VISION

Nous connaissons les différentes parties qui composent l'organe de la vue, et nous avons admiré les merveilles qui éclatent dans leurs combinaisons : l'œil est une création qui surpasse infiniment les plus admirables chefs-d'œuvre de l'homme. Et cependant nous n'avons encore exposé que sa composition ; et maintenant que nous avons à faire connaître le mécanisme de la vision, c'est-à-dire la manière dont fonctionnent les différentes parties qui concourent à la structure de l'œil, nous allons nous retrouver devant toute une série de nouvelles merveilles.

Disons, d'abord, qu'on appelle *lumineux*

les corps qui affectent spécialement l'organe de la vue; les uns sont lumineux par eux-mêmes, les autres le deviennent par réflexion.

L'appareil visuel n'ayant aucun contact avec l'objet qui l'impressionne, et la distance qui les sépare étant souvent très-considérable, il faut de toute nécessité qu'il y ait un agent particulier, intermédiaire obligé entre le foyer de radiation et notre œil : cet agent excitateur est la *lumière*.

Maintenant, comment la lumière se transmet-elle à travers le vide, ou les milieux qui nous environnent, pour arriver jusqu'à l'organe de la vision? Tel est le problème qui se présente naturellement et tout d'abord à la science.

Deux hypothèses ont été proposées dans l'intention de résoudre cette question. Dans la première, on suppose qu'une substance, douée d'une ténuité extrême, s'échappe continuellement des corps lumineux, s'irradie dans toutes les directions; et l'on est forcé d'admettre que les particules de cette substance présentent une subtilité si excessive, qu'il est impossible d'apprécier, à l'aide de nos procédés d'investigation, leur poids aussi bien que leur impénétrabilité. Parmi les corps, les uns, se trouvant sur le trajet de ces particules, ont la propriété de les arrêter : ce sont les corps *opaques;* les autres peuvent se laisser traverser par elles : on les nomme *transparents*. Cette hypothèse, dont Newton est l'auteur, est celle de l'*émission*. Dans la seconde hypothèse, qui est due à Descartes, on rejette l'idée d'un agent matériel parcourant des espaces immenses avec une prodigieuse rapidité; et l'on admet que les molécules des corps lumineux entrent en vibration, que les oscillations qu'elles exécutent autour de leur position d'équilibre se transmettent aux particules d'un fluide remarquable par son élasticité, répandu dans tout l'univers, et désigné sous le nom d'*éther*. Cette seconde manière d'expliquer la transmission de la lumière, de l'assimiler à la nature du son, à sa propagation à travers les différents corps solides, liquides ou gazeux, constitue l'hypothèse des *ondulations*.

Longtemps la théorie newtonienne a régné seule dans la science. Aujourd'hui, elle ne compte plus que de rares partisans; les recherches modernes ont acquis à l'hypothèse de Descartes la généralité des suffrages.

On avait cru, d'abord, que la vitesse de la lumière était incalculable; les expériences de Galilée, faites sur des bases trop restreintes, avaient accrédité cette erreur : chacun sait aujourd'hui que la lumière parcourt un espace de 70,000 lieues par seconde. C'est dans un phénomène astronomique, l'éclipse des satellites de Jupiter, que Roëmer et Cassini ont trouvé la première démonstration de ce fait important.

En observant un corps en ignition, un charbon enflammé, par exemple, on voit qu'il s'en échappe des rayons lumineux.

Un *rayon lumineux* se définit de soi-même : c'est la ligne que suit la lumière en allant d'un point à un autre. L'ensemble de plusieurs rayons forme ce que l'on appelle un *faisceau lumineux*.

La lumière qui vient d'un corps lumineux n'arrive point toujours à l'œil de la même manière. Quand elle vient le frapper sans éprouver aucune déviation, on dit que c'est une lumière *directe;* et on l'appelle *réfléchie* quand elle est renvoyée à l'œil par un corps opaque, comme dans un miroir ou un corps poli.

Enfin, la *lumière réfractée* est celle dont la direction a été changée par son passage à travers des milieux transparents de densité inégale. Ainsi, un bâton plongé dans l'eau nous paraît brisé, quoiqu'il soit réellement droit : c'est par un effet de la réfraction de la lumière.

Indépendamment de ces théories préliminaires, certaines notions d'optique sont nécessaires pour comprendre le mécanisme de la vision ; nous allons les rappeler sous forme de simples propositions :

1° La lumière — qu'elle soit un simple mouvement de l'éther ou bien un fluide particulier — se meut, dans le même milieu, toujours en ligne droite ; et, quand elle se réfléchit, comme devant un miroir, par exemple, l'angle de réflexion est égal à l'angle d'incidence.

2° Tout rayon émané d'un point lumineux, qui passe d'un milieu moins dense dans un milieu plus dense, dévie ou se *réfracte,* en s'éloignant de la perpendiculaire au point d'émergence ; et, réciproquement, tout rayon qui passe d'un milieu plus dense dans un milieu moins dense dévie également, mais cette fois en se rapprochant, au lieu de s'éloigner, de la perpendiculaire au point de rencontre des milieux.

3° Quand les rayons lumineux traversent un milieu réfringent, dont les surfaces d'incidence et d'émergence ne sont pas parallèles, comme dans les prismes et les lentilles, le rayon émergent éprouve, à sa sortie, une déviation angulaire plus ou moins considérable, en rapport avec le degré d'obliquité ou de courbure des surfaces d'incidence et d'émergence.

4° Quand la lumière se réfracte, non-seulement elle change de direction, mais, sous certaines conditions, elle se décompose : c'est le phénomène de l'irisation, des anneaux colorés, ou du spectre solaire.

Parmi les phénomènes dont l'ensemble constitue la vision, les uns, du domaine de la physique, sont soumis au calcul, plusieurs même peuvent être contrôlés par l'expérience; d'autres, au contraire, constatés par l'observation, mais peu connus dans leurs causes et leur mécanisme, attendent du progrès des sciences une explication que la physiologie n'a pas encore donnée. Même pour ceux de ces phénomènes qui semblent, au premier abord, purement physiques, il ne faut pas oublier, dit le docteur Le Pileur, dans son *Corps humain*, que les milieux réfringents de l'œil sont organisés de manière à ne pouvoir être assimilés que par approximation aux corps inorganiques, sur la forme et la densité desquels les physiciens basent leurs calculs. De là résultent nécessairement des divergences dans les théories émises sur la vision : car, si l'œil peut être considéré, à quelques égards, comme un instrument d'optique, on ne saurait arriver à des déductions rigoureuses en comparant des organes analogues ou même semblables dans leur construction, mais différents dans leur nature intime.

LA FORMATION DES IMAGES

DANS L'OEIL

D'après les diverses parties qui composent l'œil, on a pu comparer cet organe à une chambre obscure dont la pupille serait l'ouverture, le cristallin la lentille convergente, et la rétine l'écran sur lequel va se peindre l'image. Dans cet appareil organique, c'est donc le cristallin qui doit réunir les rayons lumineux en un seul point sur la membrane rétinienne.

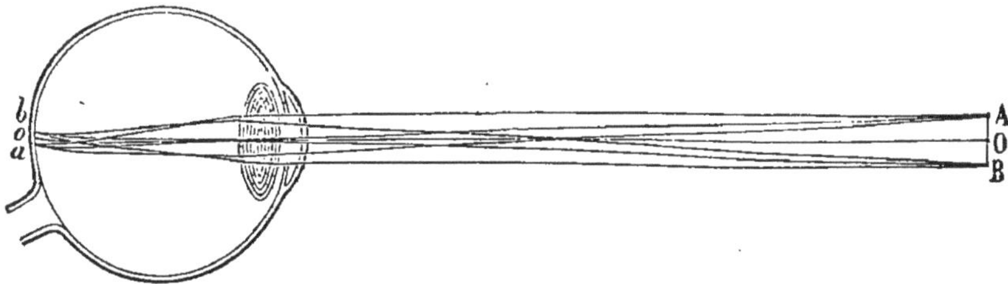

Marche des rayons lumineux.

Il résulte incontestablement de diverses expériences que les objets extérieurs, éclairés, et placés en avant de l'œil, produisent au fond de cet organe des images faciles à observer.

Képler paraît être le premier qui ait indiqué le moyen de constater les images produites de cette manière. Il suffit pour cela de prendre l'œil d'un animal récemment tué; on en détache avec soin tous les débris de tissus adhérents, puis on amincit la face postérieure de la sclérotique dans une étendue à peu près équivalente à celle de la cornée, dans un point diamétralement opposé à cette dernière. Si la ténuité de la membrane est suffisante, l'œil étant placé de façon que son axe antéro-postérieur soit horizontal, un observateur pourra voir sur la sclérotique l'image de la flamme d'une bougie placée en avant, ou celle de tout autre objet fortement éclairé. On peut encore, en laissant intacte la face postérieure de la sclérotique, détacher une petite portion de cette membrane dans la partie supérieure du globe oculaire et mettre le corps vitré à nu : en regardant alors de haut en bas, on distingue, à travers les milieux réfringents, l'image des corps situés en avant de l'œil.

L'image observée au fond de l'œil mérite, sous plusieurs rapports, de fixer l'attention. D'abord les objets extérieurs y sont reproduits avec des dimensions fort réduites, mais aussi avec une grande pureté. De plus, la coloration, les nuances d'intensité, y sont conservées de manière que les tableaux en miniature qu'on obtient soient d'une merveilleuse perfection. Enfin, l'image paraît renversée ; c'est-à-dire que les partie sinférieures de l'objet réel sont supérieures, et réciproquement; de même, les parties droites sont reproduites à gauche et les gauches à droite; de telle sorte que si l'on fait mouvoir un corps au-devant de l'œil, les mouvements, dans l'image, paraissent toujours inverses de ceux de l'objet. Ajoutons qu'en cherchant par l'expérience, comme l'a fait Magendie, la relation qui existe entre la grandeur de l'image et la distance de l'objet, on s'assure que la dimension décroît proportionnellement à la distance.

La condition suffisante pour que l'image d'un corps lumineux soit reproduite avec netteté au fond de l'œil, c'est que le sommet des cônes réfractés, correspondants à chacun des points, se trouve précisément sur la rétine, c'est-à-dire sur la membrane qui joue dans l'œil le rôle d'un écran sensible.

En raisonnant sur l'appareil oculaire comme on le ferait pour un système de lentilles, on peut appliquer approximativement à sa théorie optique des raisonnements analogues à ceux qui ont guidé les physiciens dans l'application des images obtenues au moyen de ces instruments.

On admet, dit Longet, qu'une ligne droite indéfinie, tombant perpendiculairement sur le centre de figure de la cornée, pénétrera normalement tous les milieux réfringents de l'œil, et qu'elle pourra être considérée comme représentant la direction de l'axe principal du système. Tout point radieux situé en avant de l'œil et sur cet axe, à une distance comprise dans les limites de la vision, enverra un cône lumineux divergent qui, après les réfractions successives qu'il aura éprouvées, engendrera un second cône convergent dont le sommet sera sur l'axe principal. On voit donc que la direction d'un pinceau de lumière émané d'un point situé sur l'axe principal, et dont le foyer est sur la rétine, peut être définie par la direction de cet axe.

Pour se faire une idée approximative de ce qui se passe quant aux points radieux situés hors de l'axe, il est indispensable de ne pas oublier que, dans tout système lenticulaire, quelque compliqué qu'il soit, il existe un point dont la situation sur l'axe principal peut être déterminée, et dans des

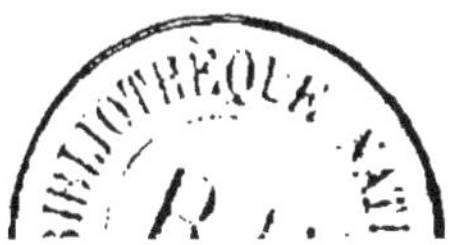

conditions telles que le rayon qui le traverse ne subit pas de déviation. Ce point est ce qu'on nomme le *centre optique* du système.

A ces notions sur la théorie des images qui se forment au fond de l'œil, il est important d'ajouter que sa surface n'est pas plane, mais qu'elle a une courbure très-manifeste. Si donc on imagine la distance d'un objet visible invariable, la portion de rétine qui se trouve dans la direction de l'axe principal pourra être au foyer, et cependant les parties qui sont situées à quelque distance de ce point ne s'y trouveront pas. La vision ne s'opérant avec netteté que pour les images qui viennent se peindre dans la direction de l'axe principal, ou dans la très-petite portion de la rétine qui l'avoisine, les mouvements variés de l'appareil oculaire tendent toujours à amener son orientation pour que cette condition soit remplie. L'importance de cette direction lui a fait donner un nom spécial, et l'on dit qu'un objet n'est vu nettement que quand il se trouve dans le prolongement de l'axe visuel.

Si l'œil était réduit à un point, la détermination de l'*angle visuel* ne présenterait aucune difficulté, car les lignes droites, menées des extrémités d'un objet à ce point, formeraient un angle qui permettrait d'estimer la grandeur de cet objet. Cette abstraction ne pouvant être appliquée à l'œil, il faut chercher la définition de l'angle visuel dans les relations que présentent entre eux les axes des rayons émanés des différents points d'un corps lumineux.

Il est une condition de netteté des impressions visuelles qu'il faut bien remarquer ici ; c'est celle qui tient essentiellement à la disposition et à la grandeur des éléments de la rétine.

Il semblerait, d'abord, que deux points lumineux, quelque rapprochés qu'on les suppose, doivent toujours être perçus distinctement si les foyers des rayons émanés de chacun d'eux se trouvent sur la membrane sentante. Il n'en est pas ainsi en réalité cependant, et il suffit pour le démontrer, dit encore Longet, de rappeler quelques observations que tout le monde a pu faire. Il est facile de remarquer, en effet, que dans les estampes placées à une certaine distance des yeux, on perd complétement le sentiment du travail de l'artiste : les lignes tracées par le burin, le pointillé obtenu par la roulette, n'apparaissent plus, sur un fond blanc, que comme des teintes grises d'un ton plus ou moins foncé; on ne sent plus alors les portions noires ou blanches comme impressions distinctes, et l'on n'a plus qu'une sensation mixte résultant d'un ensemble uniforme en apparence.

Il résulte de cette expérience que toutes les fois que deux objets lumineux de petite dimension seront assez rapprochés l'un de l'autre pour que l'angle que leurs images sous-tendent sur la rétine soit plus petit que l'un de ces éléments, ils ne seront pas vus distincts, mais qu'ils produiront une impression mixte résultant des deux ébranlements engendrés par leur réunion.

Après cet exposé général de la production des images dans l'œil, il faut déterminer l'influence des différentes parties de l'appareil oculaire qui concourent à leur perfection.

Rappelons, d'abord, que les parties transparentes, solides, liquides ou demi-fluentes de l'œil représentent un appareil lenticulaire à milieux diversement réfrangibles, ayant pour fonction de conduire et de condenser la lumière à un point quelconque, à un foyer qui, pour l'œil, prend le nom de *centre optique*. Or les physiologistes et les physiciens ont mesuré, avec une précision extrême, les dimensions des diverses parties de l'œil, leurs rayons de courbure, leurs indices de réfraction; et ils ont établi, à l'aide de ces mesures, que le centre optique de l'appareil oculaire correspond à la partie antérieure du corps vitré, à peu près au centre de l'axe antéro-postérieur de l'œil, en un point un peu plus rapproché de la cornée que de la rétine. C'est de ce point, comme centre, que s'épanouira l'image objective pour se peindre sur la membrane nerveuse.

Bien que les surfaces de terminaison du cristallin ne soient pas sphériques, la forme générale de cette lentille permet de supposer que la distance focale de sa partie centrale n'est pas la même que celle de ses bords pour les rayons émanés d'un même point : cette lentille est donc assujettie à une aberration de courbure. Mais voici que, pour corriger cette apparente imperfection de l'œil, nous trouvons un procédé analogue à celui dont se servent les opticiens, l'emploi d'un diaphragme opaque, l'iris, percé à son centre d'une ouverture circulaire, la pupille.

On dirait volontiers de l'iris, avec le physiologiste Longet, dont nous analysons ici le savant travail, que c'est un diaphragme intelligent. Il faut se rappeler, d'abord, que la quantité de lumière nécessaire pour qu'un objet soit visible a un certain maximum au delà duquel l'intensité lumineuse devient plutôt une cause de trouble qu'un moyen de perfection. Un corps est-il surabondamment éclairé, aussitôt la pupille se rétrécit, éliminant ainsi tous les rayons inutiles ou nuisibles à la netteté de la vue. Au contraire, l'objet n'envoie-t-il que trop peu de lumière, alors l'orifice pupillaire se dilate de manière à recevoir la plus grande partie des rayons réfractés par la cornée.

Les variations de l'orifice pupillaire se lient aussi au degré de convergence plus ou moins grand des rayons lumineux qui arrivent dans l'œil. S'ils sont peu divergents, la pupille se dilate : tel est le phénomène qui s'observe dans la vision des objets éloignés. Mais, au contraire, si un corps se rapproche de l'œil, l'orifice pupillaire se contracte, ce qui coïncide évidemment avec l'augmentation de divergence des rayons émanés de chacun des points de ce corps.

Il faut encore mentionner ici la coïncidence des mouvements iridiens avec la direction des axes visuels, et faire remarquer que ce dernier effet est dû à l'action des muscles oculaires; mais ce n'est point ici le moment d'étudier le mécanisme ni la nature des mouvements de l'iris.

Nous avons vu que le cristallin est un des milieux réfringents de l'œil. Après ce que nous avons exposé de sa structure, ce qu'il y a de plus important à noter ici, c'est, d'une part, l'accroissement successif de la densité de ses couches, et, d'autre part, la variété des courbures qu'elles présentent.

Il est également essentiel de faire observer que la structure fibreuse du cristallin ne trouble en rien la marche de la lumière dans son intérieur. Pour expliquer ce résultat, il suffit d'admettre que, dans l'étendue de chaque surface d'égale réfringence, les parties organisées qui entrent dans la composition du cristallin offrent une adhésion intime et constituent un tout physiquement homogène.

L'homogénéité de l'humeur aqueuse est un fait reconnu et admis par tous les physiologistes. La marche de la lumière, à travers ce liquide, doit donc être considérée comme sensiblement rectiligne; et tout rayon réfracté par la cornée changera peu sa direction en traversant l'humeur aqueuse, parce que l'indice de réfraction des deux substances peut être considéré comme à peu près égal.

Pour le corps vitré, quelle que soit l'idée que l'on s'en forme au point de vue anatomique, les lois de la lumière et la théorie des images au fond de l'œil exigent une certaine homogénéité, au moins physique, entre le liquide et la membrane hyaloïde, dans l'étendue de chaque couche appartenant à une surface de même rayon. L'identité que l'on admet dans toute l'épaisseur du corps vitré paraît tenir à une merveilleuse disposition des éléments anatomiques hétérogènes qui entrent dans la composition de ce milieu réfringent.

En examinant les instruments d'optique dont nous faisons usage, une lunette, par exemple, nous voyons l'intérieur du cylindre recouvert d'une couche absorbante, d'un enduit noir. Sans cette précaution, en effet, les phénomènes de réfraction régulière se trouveraient compliqués, masqués, pour ainsi dire, par des réflexions irrégulières, à la surface interne de l'appareil. Alors la superposition des effets engendrerait une perturbation inévitable. Pareillement, dans l'œil humain, il fallait que chaque rayon lumineux, après avoir produit son effet sur la membrane sensible, ne pût agir ultérieurement. Il est donc nécessaire qu'il soit complétement annulé dès que son action normale a été produite. Ce but est atteint par la couche pigmentaire du tissu choroïdien. Les albinos, qui en sont privés, ont les yeux d'une faiblesse extrême, et la lumière vive leur est insupportable.

En résumant ce que nous avons exposé précédemment sur la marche des rayons lumineux dans l'œil, on reconnaît que ces rayons sont réfractés, en traversant ses différents milieux, de manière cependant qu'ils se trouvent réunis autour de leur axe à l'instant où celui-ci parvient à la rétine.

1° En traversant la cornée, qui est convexe et plus dense que l'air extérieur, les rayons se rapprochent de la perpendiculaire élevée au point de contact, et deviennent plus convergents.

2° En traversant l'humeur aqueuse, qui est moins dense que la cornée, ils sont réfractés de nouveau et écartés de la perpendiculaire, mais moins cependant que s'ils repassaient dans l'air; de sorte qu'ils conservent toujours un peu de la convergence que leur avait imprimée la cornée.

3° En traversant le cristallin, les rayons convergent fortement et se rapprochent de l'axe oculaire.

4° Enfin, en traversant le corps vitré, qui a une densité moindre que le cristallin, mais dont la face intérieure est concave, les rayons sont encore réfractés, écartés de la perpendiculaire élevée au point d'incidence, et par conséquent rapprochés de l'axe oculaire. C'est alors qu'ils produisent l'image sur la rétine.

L'IMAGE RENVERSÉE ET REDRESSÉE.

L'image produite sur la rétine par les cônes lumineux, après leur croisement dans l'œil, est très-petite et très-nette, mais elle est renversée, l'expérience le démontre : comment donc se fait-il que nous la voyons droite?

Remarquons, d'abord, que nous voyons les objets hors de nous, quoique leur image soit sur la rétine. L'expérience nous apprend encore ici que la cause de l'impression est à l'extérieur. Il en résulte, dit Achille Comte, que l'idée d'impression et l'idée d'une situation de l'image, extérieure à nous, finissent par être inséparables. On a remarqué, en effet, que, pour les aveugles-nés, chez lesquels l'habitude n'a pu produire cette simultanéité d'effets, le sentiment de la distance n'existe pas; et, quand on leur donne la vue par une opération, ils disent que les objets touchent leurs yeux. On a cherché à expliquer de bien des manières pourquoi, les images se peignant renversées sur notre rétine, nous voyons les objets droits et dans la position qu'ils affectent réellement en dehors de nous. Pour résoudre cette interminable question, on a invoqué l'éducation du sens de la vue par l'habitude et l'expérience qui nous apprend que tel point doit être placé sur telle direction, pour être dans une relation naturelle avec le corps que nous voyons : la solution ne paraît pas satisfaisante. Voici comment Berkeley, évêque de Cloyne, a rendu compte de ce phénomène :

« Quoique l'image de l'objet soit effectivement tracée, au fond de l'œil, dans une situation renversée, cependant l'âme doit naturellement, et sans le secours d'aucune expérience, la redresser, c'est-à-dire voir en haut l'extrémité supérieure et voir en bas l'extrémité inférieure. En effet, ces termes de haut et de bas sont des termes relatifs, et qui n'ont de valeur que par le terme auquel nous les comparons : c'est-à-dire que nous jugeons en haut tout ce qui correspond à la voûte céleste, et en bas tout ce qui correspond à la terre. Or, il est bien évident que le ciel se peint dans la partie inférieure, et que la terre se peint dans la partie supérieure : dès lors, nous rapportons à la voûte céleste l'extrémité de l'objet qui se peint dans la partie la plus supérieure ; c'est-à-dire que nous établissons naturellement, entre ces deux extrémités, la relation qu'elles ont, et que nous situons l'objet tel qu'il est réellement. »

L'ACCOMMODATION DE L'ŒIL

AUX DISTANCES

Quelle que soit, dans certaines limites, la distance du point lumineux, on peut toujours faire en sorte que le sommet du cône oculaire produit par ses rayons, après avoir subi l'action convergente de la lentille oculaire, vienne tomber précisément sur la rétine : on peut regarder alternativement, et voir, presque avec une égale netteté, une étoile et le point le plus rapproché de l'œil ; c'est-à-dire que l'on peut *accommoder, adapter* l'œil aux diverses distances.

Or, le mode suivant lequel se produit l'accommodation n'a été vraiment précisé que dans ces dernières années. Longtemps même on en avait nié l'existence. Et, cependant, la preuve de cette fonction résulte incontestablement de plusieurs expériences. Il suffirait, pour la constater, de placer devant soi deux doigts, l'un derrière l'autre, à une certaine distance, et de fixer son attention sur l'un d'eux : alors, en effet, on s'aperçoit que l'on ne voit distinctement que celui qu'on observe; c'est-à-dire que l'œil n'est adapté que pour voir l'un des doigts, l'autre ne restant que vaguement dessiné. L'explication de ce phénomène n'est point douteuse : c'est qu'en ce moment l'un des deux doigts se peint régulièrement sur la rétine, tandis que les divers points de l'autre n'y produisent que des cercles de diffusion.

Le fait est encore plus clairement démontré par l'expérience bien connue de Scheiner. Cette expérience consiste à placer devant l'œil une carte percée de deux petits trous rapprochés l'un de l'autre, et à regarder deux points lumineux placés l'un devant l'autre à une certaine distance, comme on l'a fait pour les deux doigts dans l'expérience précédente : en fixant attentivement l'un de ces points, on voit l'autre double. Il est donc évident que l'œil était adapté pour voir nettement le premier de ces points, et non pas l'autre.

Ces faits semblent suffisants pour prouver que l'œil a la faculté de s'accommoder aux diverses distances. Cette conclusion reste vraie jusqu'à un certain point, quelle que soit la distance ; car on peut voir des objets placés même à une distance physiquement infinie, tandis que l'on aperçoit de la manière la plus nette des objets placés à 25 centimètres. C'est, en effet, à cette distance que l'on reçoit la plus grande quantité de lumière ; et, en général, la faculté d'adaptation oscille entre l'infini physique et 25 centimètres.

On a cru longtemps que le mécanisme de l'accommodation pourrait consister en un changement de forme de l'œil, de manière à modifier, non le cône oculaire, mais la position de la rétine, qui viendrait alors se placer vers le sommet de ce cône. Ainsi, l'œil se raccourcirait sous l'influence des muscles droits, quand il fixe des objets éloignés; et il s'allongerait sous l'influence des obliques, quand il fixe des objets rapprochés. Mais cette fonction des muscles moteurs de l'œil, ainsi que le remarque le savant professeur Küss, est tout à fait hypothétique, et même contraire à leur disposition anatomique, comme à toutes les expériences de la physiologie.

D'autres physiologistes ont attribué l'accommodation au changement de place du cristallin, qui agirait alors à la manière d'une lentille que l'on éloigne ou que l'on rapproche, comme dans un microscope que l'on met au point; mais la possibilité de ces déplacements du cristallin est également contraire aux notions anatomiques aussi bien qu'aux autres expériences de la science. L'expérience directe, dit le docteur Mathias Duval, montre que l'adaptation consiste dans un changement de courbure, et, par suite, dans un changement de force convergente d'un milieu, d'un seul des milieux de l'œil, du cristallin.

Cette expérience est basée sur l'étude des images fournies par les diverses surfaces des milieux de l'œil, surfaces fonctionnant comme des miroirs. En effet, il est facile d'observer que la surface de la cornée donne lieu à une image, et qu'il en est de même de la face antérieure et de la face postérieure du cristallin ; de telle sorte qu'en plaçant une lumière devant un œil on peut observer dans cet organe trois images de la flamme : deux droites, dues à la cornée et à la face antérieure du cristallin ; et une renversée, due à la face postérieure de la lentille cristalline. Demandez à une personne, sur laquelle vous vérifiez ce fait, de fixer des objets placés à des distances différentes, et vous constaterez que le seul changement opéré dans les trois images indiquées est celui qui a lieu dans l'image fournie par la face antérieure du cristallin. Naturellement, on conclut de cette expérience que, dans le phénomène de l'accommodation, les changements qui surviennent dans l'œil n'ont lieu que sur la partie antérieure du cristallin; et les mensurations de l'image en question prouvent, d'après les lois des miroirs convexes, que quand on regarde un objet éloigné, la convexité du cristallin diminue, puisque cette image augmente, tandis qu'au contraire, si l'on regarde un objet rapproché, cette convexité augmente, puisque les dimensions de l'image diminuent. Ainsi l'accommodation se fait par une modification du cristallin. Quant aux puissances qui peuvent ainsi changer la forme de cette lentille, voici ce qu'en pense le professeur Béclard :

« On sait, dit-il, qu'il y a dans l'intérieur de l'œil un muscle désigné sous le nom de *muscle ciliaire* ou de *tenseur de la choroïde*. Ce muscle forme une sorte d'anneau aplati, dont les fibres ont généralement une direction antéro-postérieure. Le bord antérieur de ce muscle, ou sa petite circonférence, répond à l'union de la cornée avec la sclérotique; son bord postérieur, ou sa grande circonférence, se confond insensiblement avec les couches extérieures de la choroïde, et l'on peut suivre ses fibres jusque vers la partie moyenne de cette membrane. On conçoit que ce muscle, en se contractant, refoule vers le centre les bords du cristallin et augmente ainsi le diamètre antéro-postérieur de la lentille. Quant aux procès ciliaires, constitués par un appareil vasculaire très-riche, leur rôle n'est pas nettement déterminé. Ou bien ils sont destinés à compenser, par leurs divers états de réplétion ou de vacuité, les différences de capacité qui résultent des mouvements internes de l'œil; ou bien ils prennent eux-mêmes une part active aux mouvements. Distendus par le sang, sous l'influence de la contraction du muscle ciliaire qui les placerait dans une sorte d'état érectile, ils représenteraient un coussin élastique destiné à répartir uniformément la pression du muscle ciliaire sur le pourtour du cristallin.

« Lorsque nous regardons successivement des objets placés à des distances diverses, nous avons parfaitement conscience qu'il s'accomplit dans notre œil un changement accompagné d'un véritable effort. Or cet effort est d'autant plus sensible que les objets sont plus rapprochés ; il devient même douloureux, lorsque ces objets sont très-rapprochés. Si après avoir fixé pendant longtemps des objets très-rapprochés nous jetons les yeux sur des objets situés à des distances considérables, sur un vaste panorama, par exemple, nous sentons comme une sorte de détente et comme une sensation de bien-être. La construction optique de l'œil paraît donc disposée de telle sorte que, dans l'état de repos de l'œil, le foyer des rayons lumineux sur la rétine correspond à la vision des objets éloignés, et que l'effort d'accommodation s'opère à mesure que la distance des objets diminue.

Or, à mesure que la distance des objets à l'œil diminue, la distance de l'image à la lentille cristalline augmentant, il s'ensuit que l'effort qui a lieu concorde parfaitement avec les fonctions du muscle tenseur de la choroïde, dont les contractions déforment le cristallin et augmentent son diamètre antéro-postérieur. C'est une locution vulgaire, et qui ne manque pas de vérité, que de dire de la vision attentive des objets rapprochés, qu'elle *tire* les yeux.

« Ainsi, de même que le globe oculaire se meut dans l'orbite, pour aller en quelque sorte à la recherche des images, comme la main se dirige vers le corps qu'elle veut saisir, de même les milieux réfringents de l'œil se meuvent aussi, mais d'une quantité infiniment plus petite, pour se mettre en rapport avec les objets diversement éloignés [1]. »

1 *Traité élémentaire de physiologie humaine*, Sens de la vue, chap. III.

L'OEIL EST-IL ACHROMATIQUE?

Avant de répondre à cette question, disons d'abord ce qu'on entend par *chromatisme*. On appelle ainsi le phénomène qui se produit lorsque la lumière traverse des substances transparentes, dont les faces correspondantes ne sont point parallèles. On sait qu'elle se décompose alors en sept couleurs primitives, qui sont le violet, l'indigo, le bleu, le vert, le jaune, l'orange et le rouge.

Les substances transparentes, taillées en forme de prismes, jouissent au suprême degré de cette propriété de décomposer la lumière blanche. Les lentilles ont aussi ce pouvoir dispersif, mais à un plus faible degré. Dans le voisinage du centre, les forces de la lentille pouvant être considérées comme sensiblement parallèles, les images produites par elle ne sont pas sensiblement colorées ; mais à mesure qu'on s'éloigne du centre, l'inclinaison des faces de la lentille se prononce, et la dispersion se produit. Aussi les images formées au foyer des lentilles simples sont *irisées* sur leurs bords; elles sont soumises au chromatisme.

Dans l'œil, les divers milieux transparents qui le composent corrigent réciproquement leur pouvoir dispersif, à l'aide de leur densité et de leurs courbures différentes. C'est par l'examen attentif de l'œil humain qu'Euler découvrit les lois de l'achromatisme; et voilà pourquoi, dans les instruments d'optique, on associe les lentilles, afin d'obtenir des images qui ne soient point irisées sur leurs bords, comme celles qu'on obtient avec des lentilles simples. Les instruments ainsi corrigés sont appelés *achromatiques*.

Bon nombre de physiologistes, et en particulier le professeur Béclard, soutiennent que l'œil est achromatique. Ils disent que cette propriété lui vient de l'absence d'aberration de sphéricité dans la lentille cristalline. Dans toute lentille où la distance focale des rayons réfractés est la même pour tous les rayons, il n'y aurait point de chromatisme ou de couleurs irisées sur le contour des images. Les bordures colorées n'apparaissent qu'avec les cercles de diffusion, comme conséquence des distances focales inégales. Or, comme dans l'œil tout est disposé de façon que l'image, qui n'est que l'ensemble des foyers, se produise toujours au même point, et d'une manière parfaitement nette pour toutes les distances de l'objet éclairé, on peut dire que l'œil est parfaitement achromatique.

Ajoutons, cependant, qu'une autre école de physiologistes, et particulièrement le professeur Longet, sont d'un avis complétement opposé, et qu'ils s'appuient dans leur conclusion sur la double aberration de sphéricité et de réfrangibilité qu'ils admettent, par l'effet d'une certaine décomposition de la lumière dans la lentille cristalline. Toutefois, conclut Longet, « si l'œil n'est pas doué d'un achromatisme absolu, il faut pourtant admettre que ses parties sont tellement disposées que, par des compensations incomplètes, mais suffisantes, le défaut d'achromatisme ne se manifeste pas dans les circonstances ordinaires de la vision, et qu'il faut presque toujours se mettre en dehors des conditions communes pour voir apparaître les couleurs qui en sont le résultat ».

LA VUE SIMPLE AVEC LES DEUX YEUX.

Quoiqu'il se produise dans chaque œil séparément une image de l'objet que nous regardons, cet objet nous apparaît simple dans les conditions normales de la vue; c'est-à-dire lorsqu'il est placé au point de convergence des axes optiques. Mais si la direction d'un des axes est changée, si, par exemple, on presse légèrement du bout du doigt l'angle externe de l'un des yeux, l'objet paraît double, et les deux images s'écartent d'autant plus que la pression, devenue plus forte, change davantage la direction de l'axe. En revanche, deux objets semblables, placés au delà ou en deçà du point de convergence des axes optiques, mais dans leur direction, donnent la sensation d'un objet unique.

Quoique la plupart des physiologistes modernes se soient abstenus de donner une explication de la vision simple au moyen des deux yeux, plusieurs ont indiqué une condition qu'ils regardent comme indispensable à la production d'un pareil phénomène. Ils ont considéré chaque rétine comme composée d'un même nombre d'éléments sensibles, groupés de la même manière par rapport à l'axe optique : ces particules nerveuses ont un rapport tel avec le *sensorium,* que si deux ou plusieurs particules correspondantes de chacune des rétines sont ébranlées en même temps, il en résulte une impression unique. Ces observations sont assurément bien loin d'expliquer le phénomène de la vision simple au moyen des deux yeux; mais voici cependant, sur cette question, la théorie de la science contemporaine, résumée par le docteur Le Pileur :

« On explique la vue simple ou double avec les deux yeux, par la correspondance des divisions terminales de la rétine d'un œil à l'autre : c'est ce qu'on nomme les points identiques. Quand les rayons viennent frapper dans chaque œil les divisions correspondantes, la sensation est simple; quand ils frappent les parties qui ne se correspondent pas, elle est double. La correspondance des parties de la rétine peut être reconnue en pressant légèrement avec les doigts les yeux fermés. Si l'on comprime simultanément l'angle externe ou l'angle interne, la partie supérieure ou la partie inférieure de chaque œil, on détermine la production de deux images lumineuses sur des points directement opposés à ceux qui sont pressés. Si l'on comprime l'angle interne d'un œil et l'angle externe de l'autre, ou la partie supérieure d'un côté et la partie inférieure de l'autre côté, une seule image apparaît. On peut en conclure que, dans la première expérience, les points comprimés ne se correspondent pas, puisque de leur pression simultanée résultent deux images distinctes, et qu'ils se correspondent, au contraire, dans la seconde, puisque l'image est unique. Suivant Müller, la rétine étant considérée comme une sphère dont le pôle est le milieu de la membrane, ou un point quelconque dans une même direction et à une même distance du milieu, les points correspondants ou identiques, sur une coupe de cette sphère, occupent le même méridien ou le même parallèle.

« Ainsi, dans la vision avec les deux yeux, les deux images d'un objet donneraient une sensation unique, quand elles se peignent sur des divisions correspondantes de la rétine; et, par conséquent, une sensation double quand elles sont placées sur des divisions non identiques. »

ACTION PARTICULIÈRE DE LA RÉTINE ET DU NERF OPTIQUE

DANS LE MÉCANISME DE LA VISION.

Les phénomènes de la vision qui se produisent de la cornée à la rétine appartiennent plus particulièrement à la physique, mais la physiologie réclame comme de sa compétence tout ce qui se passe au delà de cette membrane.

C'est par la rétine que l'œil est sensible à la lumière; on peut donc regarder cette membrane comme une partie essentielle de l'organe de la vision. Les autres parties ont pour fonction de conduire les rayons lumineux à sa surface et dans les conditions nécessaires à l'impression nerveuse; elles y concourent toutes à leur manière, mais c'est la rétine seule qui l'accomplit définitivement. D'autres causes que le choc des ondes lumineuses peuvent exciter la rétine : ainsi la pression d'un doigt sur l'œil, la commotion résultant d'une chute ou d'un coup sur la tête, l'action de l'électricité et certaines affections de l'œil ou du cerveau y font naître, en l'absence de la lumière naturelle ou artificielle, des images lumineuses variables pour la forme et l'intensité. On appelle *lumière propre* de la rétine la lueur qui se produit dans ces conditions, et l'image qui en résulte porte le nom de *phosphène*.

Comme le nerf optique et les autres nerfs particuliers aux organes des sens, la rétine a un mode de sensibilité spécial ; elle perçoit l'impression de la lumière et la transmet au cerveau, mais elle n'est pas douée de la sensibilité tactile. Aucune irritation mécanique n'y détermine la douleur. Dans l'état normal, l'action d'une lumière trop vive, et, dans certaines affections de l'œil ou du cerveau, le moindre rayon lumineux, peuvent causer une sensation douloureuse, mais cette douleur doit être rapportée soit à l'encéphale, soit aux nerfs du cercle ciliaire ou de l'iris, indépendants de la rétine et du nerf optique.

La propriété la plus essentielle de la rétine est donc le pouvoir qu'elle possède de convertir les vibrations de l'éther, qui constituent la base physique de la lumière, en un stimulant pour les fibres du nerf optique, lesquelles, une fois excitées, ont elles-mêmes le pouvoir d'éveiller dans le cerveau, ou par l'intermédiaire du cerveau, la sensation lumineuse.

La rétine n'est pas également sensible à la lumière dans toute son étendue : il est d'abord un point totalement insensible à cet excitant, c'est le lieu d'émergence du nerf optique, la papille, nommée pour cela le *point aveugle* (*punctum cœcum*). Indépendamment de l'expérience de Mariotte, il suffit, pour s'en convaincre, de l'expérience suivante : Regardez deux petits objets, l'un blanc, par exemple, et l'autre rouge, placés sur un même plan à une certaine distance l'un de l'autre : en fixant l'un de ces objets avec un seul œil, vous pouvez continuer à apercevoir l'autre; mais si vous faites mouvoir ce dernier, de manière à faire parcourir à son image tout le fond de la rétine, il arrivera un moment où cette image viendra se former précisément sur la papille du nerf optique : en ce moment l'objet en question cessera complétement d'être vu, parce qu'il se peint alors sur le point aveugle.

Très-différente sur les autres parties de la rétine, la sensibilité est à son maximum sur la tache jaune, au pôle postérieur de l'œil; et elle va en diminuant vers la partie antérieure. Ainsi, au niveau de l'équateur de l'œil, elle est cent cinquante fois moins considérable que vers la tache jaune. Cette tache doit donc être le point essentiel de la vision; aussi ce n'est guère que par elle que nous voyons nettement, et les mouvements du globe oculaire sont destinés à amener toujours l'image des objets examinés sur ce point d'une extrême sensibilité. La surface entière de la rétine est à peu près égale à quinze centimètres carrés; et la surface de la tache jaune n'est que d'un millimètre; nous ne nous servons donc, pour la vue distincte, que de la quinze centième partie de la surface rétinienne. Aussi, en lisant, ne voyons-nous distinctement à la fois que deux ou trois mots, dont l'image se fait précisément sur la tache jaune; et, pour lire toute la ligne, il faut que l'œil la parcoure successivement, c'est-à-dire qu'il amène l'image de tous les mots sur le point sensible. Pour déterminer exactement le nombre de lettres, c'est-à-dire la longueur, la surface qui peut venir se peindre distinctement sur la rétine, on fixe, dans l'obscurité, les yeux sur la page d'un livre, puis, à la lueur d'un éclair ou d'une étincelle électrique, on distingue un certain nombre de lettres: les dimensions calculées, en partant de cette donnée, correspondent exactement aux dimensions connues de la tache jaune.

Mais il ne suffit pas de bien connaître les variations de sensibilité que présentent les diverses parties de la rétine, il faut encore considérer cette membrane dans son épaisseur, et voir si, parmi les nombreuses couches que nous avons énumérées précédemment, il n'en est pas une qui soit plus spécialement sensible, qui renferme l'élément essentiellement impressionnable à la lumière. Or l'expérience connue sous le nom de *arbre vasculaire de Purkinje* a résolu cette question. D'après cette expérience, on reconnaît incontestablement que les couches postérieures de la rétine sont impressionnables à la lumière; mais il est également démontré que la couche plus particulièrement sensible de cette membrane est représentée par celle des cônes et des bâtiments [1].

Maintenant, les sensations de lumière

[1] Voyez le *Cours de physiologie d'après l'enseignement du professeur Küss*, publié par le Dr Mathias Duval : — l'OEil, la Rétine, *passim*.

une fois admises comme le résultat d'un changement survenu dans l'état de la rétine, quelques physiologistes se sont demandé en quel endroit cet état devait être perçu dans l'âme : « Évidemment, c'est dans l'encéphale, répond Longet, et non pas dans la rétine elle-même. »

Ajoutons, cependant, que les scolastiques protestent contre cette assertion, en affirmant que cette perception s'opère dans l'organe visuel; mais nous n'avons point à nous prononcer ici dans cette controverse.

L'impression faite par la lumière sur la rétine ne continue pas seulement pendant toute la durée de l'action directe de la lumière, mais elle persiste par elle-même pendant un certain temps, quelque courte que soit la période pendant laquelle la lumière a impressionné directement la rétine. L'éclair est instantané, mais la sensation qu'il a produite persiste pendant une durée appréciable. On trouve en effet qu'une impression lumineuse dure environ un huitième de seconde ; d'où il suit que si deux impressions sont séparées par un intervalle moindre, elles ne se distinguent point l'une de l'autre.

C'est pour ce motif qu'un corps en ignition, auquel on fait décrire rapidement un cercle, semble être réellement un cercle de feu. Les rayons d'une roue en mouvement rapide ne sont pas non plus distinctement visibles ; ils apparaissent seulement comme une sorte de corps opaque ou de cloison dans la circonférence de la roue.

On peut comparer, jusqu'à un certain point, l'action de la lumière sur la rétine à la pression exercée sur une surface élastique. Lorsque des rayons d'une couleur quelconque frappent la rétine, elle résiste à l'impulsion de l'onde lumineuse et tend à regagner l'état du repos. Quand l'action de la lumière cesse brusquement, au moment où l'on ferme les yeux, après un temps très-court qui mesure la durée de l'impression produite, la rétine revient à l'état normal par un mouvement de réaction d'autant plus énergique que l'action a duré plus longtemps. Elle passe ainsi, par une sorte d'oscillation, de l'état où elle était sous l'influence des rayons lumineux, c'est-à-dire de l'état positif d'impression, à l'état négatif; puis, entraînée par le mouvement de réaction, elle dépasse ce point de repos et s'en éloigne en sens inverse : ces oscillations continuent ainsi en s'affaiblissant pendant un temps variable. La réaction de la rétine et les phases négatives de l'impression donnent lieu à une sensation nouvelle et indépendante de tout agent extérieur, en produisant ce qu'on nomme les *images accidentelles* ou *consécutives*.

On dit que deux couleurs sont complémentaires l'une de l'autre lorsque leur mélange produit le blanc. Or les images accidentelles ont cela de particulier qu'elles se présentent sous la couleur *complémentaire* de celle des rayons lumineux qui ont excité la rétine.

On rencontre des personnes chez lesquelles la rétine semble affectée d'une seule et même façon par les rayons lumineux de certaines couleurs ou même de toutes les couleurs. Aveugles aux couleurs, ces personnes ne les distinguent pas dans les objets qu'elles regardent; leur vision est incomplète et inexacte. Cette particularité, ou plutôt cette altération de la vue, est ce qu'on appelle le *daltonisme,* du nom d'un chimiste anglais, Dalton, qui en était atteint, et qui l'a décrite pour la première fois.

LES MOUVEMENTS DU GLOBE DE L'OEIL.

Pour l'intelligence des mouvements de l'œil, il est nécessaire de rappeler que cet organe est en équilibre dans la cavité de l'orbite; que son appareil moteur ne produit point cet équilibre, qu'il ne peut le détruire, et que son action se borne à faire tourner l'œil en différents sens autour de son centre qui est fixe.

Le globe de l'œil est entouré d'un tissu

adipeux abondant sur lequel il repose; mais son état d'équilibre résulte principalement de l'existence d'une enveloppe aponévrotique propre à fixer l'organe au pourtour de l'orbite.

Il résulte de cette disposition que l'œil occupe, dans la cavité de l'orbite, une position déterminée dans laquelle il est maintenu par un appareil ligamenteux spécial. Dans ces conditions, les muscles dont il est entouré peuvent, malgré leur faible développement, produire des mouvements d'une extrême précision. D'ailleurs ces muscles n'auraient pu soutenir le globe oculaire qu'à la condition d'être dans un état permanent de contraction, ce qui est inadmissible.

Le centre du globe oculaire étant immobile, tous les mouvements de cet organe ont pour axe l'un ou l'autre de ses diamètres. Toutefois, ces mouvements peuvent être rapportés à trois directions principales, qui sont, en raison des déplacements que subit la cornée : l'élévation et l'abaissement, dus à la rotation de l'œil autour de son diamètre transversal; l'adduction et l'abduction, qui se font autour d'un diamètre vertical; enfin, la rotation en dedans et en dehors autour d'un axe antéro-postérieur. Six muscles, groupés deux par deux, président, nous l'avons vu, à ces trois ordres de mouvements.

Ces mouvements, d'ailleurs, n'ont entre eux aucun antagonisme; au contraire, ils sont complétement indépendants l'un de l'autre. Aussi peuvent-ils s'associer et se combiner de mille manières, soit pour diriger l'œil de différents côtés, la tête étant dans une position fixe; soit pour arrêter le regard sur un objet, quand la tête ou le corps entier est en mouvement. Dans le premier cas, les muscles qui entrent en contraction ont pour point fixe leur insertion osseuse; dans le second, au contraire, c'est l'orbite qui se meut autour du globe oculaire, et les muscles ont leur point fixe à leur insertion scléroticale.

LA

SAGESSE INFINIE DU CRÉATEUR

DANS LE

MÉCANISME DE LA VISION

Le mécanisme de la vision, tel que nous venons de l'exposer, nous met en face de deux phénomènes merveilleux et qui méritent de fixer ici toute notre attention : les lois physiques de la lumière, et leur application à l'organe de la vue.

LES LOIS DE LA LUMIERE.

En observant certains faits de l'ordre naturel, on constate qu'ils se reproduisent généralement toujours de la même manière. Ainsi, par exemple, chaque jour, le soleil a son aurore, son midi et son crépuscule : c'est sa loi.

Mais d'où vient-elle, cette loi, et quel est son principe? C'est l'attraction universelle, répond-on, qui est elle-même le principe de tous les phénomènes astronomiques. Guidé par les lois de Képler, Newton a démontré que *tous les corps de la nature s'attirent mutuellement en raison directe des masses et en raison inverse du carré des distances.*

Mais cette loi de Newton, d'où vient-elle à son tour, et quel en est le principe?

La science ne le sait pas.

C'est trop lui demander; bornons-nous à des phénomènes d'un ordre moins élevé et qui touchent au sujet que nous traitons : les phénomènes de la lumière.

Dans leur application au mécanisme de la vision, ces phénomènes se rapportent à l'intensité, à la réflexion et à la réfraction de la lumière, et voici quelles en sont les lois principales :

1° *L'intensité de la lumière est en raison inverse du carré de la distance du point éclairé à la source lumineuse.*

2° *Le rayon incident et le rayon réfléchi se trouvent dans un même plan normal à la surface sur laquelle se réfléchit la lumière, et l'angle d'incidence est égal à l'angle de réflexion.*

3° *Le plan de réfraction coïncide toujours avec le plan d'incidence, et le rapport des sinus d'incidence et de réfraction est constant pour les mêmes milieux.*

Il a fallu à la science des siècles d'observation pour constater les lois que nous venons de rappeler, et la découverte d'une seule de ces lois a suffi pour rendre célèbre le savant qui en était l'auteur. En fait, cependant, le mérite de la science ne consiste, sous ce rapport, que dans la découverte lente et laborieuse d'un phénomène qui existe dans la nature depuis la création : il y en a tant d'autres qu'elle ne connaît point! Ce n'est pas que les lois physiques ne soient d'une très-grande simplicité; c'est là, au contraire, leur véritable caractère; mais, avec cette simplicité, un autre caractère qui les distingue est la profondeur : il faut creuser, pour ainsi dire, dans les entrailles de la nature, pour constater ses phénomènes les plus réguliers et les plus simples; et c'est là ce qui donne aux lois qui en sont l'expression une énonciation terminologique qui suppose de la science, et quelquefois une science avancée.

Il faut donc que les lois de la nature soient quelque chose de bien supérieur à l'homme : supérieur à son intelligence, à sa science, à sa puissance, supérieur, enfin, à toutes ses facultés.

Et, s'il en est ainsi, d'où viennent donc ces lois? La science elle-même répugne à supposer qu'elles se soient établies progressivement et avec le temps. Nous l'avons déjà constaté : rien n'indique cette progression dans les phénomènes de la nature.

Dirait-on que ces phénomènes ont toujours existé tels que nous les voyons, et qu'ils sont éternels? Mais la nature elle-même proteste contre cette éternité de la matière organisée et complète; et les observations et les découvertes de la science ne font que confirmer cette protestation de la nature physique.

Les lois physiques sont donc contemporaines de la nature elle-même; et la nature ayant été créée par Dieu, c'est aussi Dieu qui est l'auteur de ces lois.

On ne s'étonne pas, après cela, de leur universalité, de leur constance et de leur régularité. On ne s'étonne pas, non plus, de les voir soumises à la puissance et à la volonté du Créateur dans certains cas exceptionnels : il faudrait s'étonner bien plutôt d'une interdiction qui enchaînerait la toute-puissance divine. Mais ce qu'on ne peut assez admirer et adorer, c'est l'infini de la puissance à laquelle on doit rapporter les lois de la nature; c'est la sagesse suprême qui a présidé à leur établissement; c'est, enfin, la providence divine avec laquelle toutes ces lois sont combinées pour arriver à leur double terme : le bien de l'homme, et, finalement, la gloire de Dieu.

Ces réflexions, qui se présentent naturellement à l'occasion des lois de l'intensité, de la réflexion et de la réfraction de la lumière, vont se fortifier encore par ce que nous allons ajouter sur leur application au fonctionnement de l'organe visuel.

APPLICATION DES LOIS DE LA LUMIÈRE AU MÉCANISME DE LA VISION.

Avant de montrer l'application des lois de la lumière au mécanisme de la vision, nous ne devons pas dissimuler ici les objections de la science contre la nature, c'est-à-dire contre la sagesse infinie de Dieu dans la création ou la structure de l'organe visuel. Ce n'est point nous qui répondrons à ces objections ; il nous paraît intéressant de pouvoir le faire avec l'autorité d'un membre de l'Institut, professeur de philosophie au Collége de France, M. Charles Levêque, dans ses *Harmonies providentielles*. Nous allons le citer textuellement :

« L'œil était considéré, jusqu'à ces derniers temps, comme un organe d'une perfection à défier toute critique, et en parfaite harmonie avec la lumière, les couleurs, les formes, les distances; mais voilà que récemment on lui a cherché noise. On l'a étudié de plus près, et on l'a trouvé très-défectueux.

« Ne vous épouvantez pas cependant, et n'allez pas maudire ces savants dont la curiosité effrénée ne connaît pas de barrières. Ils ont eu raison d'analyser plus attentivement l'organe de la vision. Leur analyse, en effet, a prouvé que les imperfections, d'ailleurs incontestables, de notre œil, étaient amplement compensées, et que le remède, placé à côté du mal, les neutralise et rétablit la belle et parfaite harmonie[1].

« Les esprits difficiles ne me croiraient

[1] C'est ici le cas de se rappeler cette pensée de Pascal : « La nature a des perfections, pour montrer qu'elle est l'image de Dieu, et des défauts, pour montrer qu'elle n'en est que l'image. »

peut-être pas. Je donnerai donc des preuves, et ce sont les maîtres de la science qui me les fourniront.

« Qu'on ne m'en veuille pas si je cite un maître allemand. La vérité est vraie d'où qu'elle provienne. D'ailleurs, notre sagesse doit être de prendre à nos ennemis ce qu'ils ont d'excellent, — quitte à leur laisser leurs défauts, — et à nous corriger des nôtres.

« M. Helmholtz, joignant lès observations de plusieurs autres observateurs à ses propres travaux, a exposé sans détour les imperfections physiques de notre organe de la vue. Je ne puis reproduire ici son long réquisitoire : il suffira de choisir l'essentiel.

« Premièrement : Les images qui se forment au fond de l'œil ne sont pas toutes nettes et vivement éclairées. Il y a sur la rétine, pas exactement au centre, mais un peu vers la tempe, un espace appelé la *tache jaune*. Cette partie de l'œil est extrêmement sensible, mais elle est très-restreinte. Les images qui s'y dessinent ont une grande netteté ; celles qui sont formées aux environs sont de moins en moins claires et distinctes, à mesure qu'elles s'éloignent de la tache jaune. Aussi, presque toujours, l'image reçue dans l'œil est-elle comparable à un dessin dont la partie centrale serait très-finement achevée, tandis que le reste ne serait que grossièrement esquissé.

« Voilà un des défauts de l'œil. Il paraît grave, puisqu'il semble condamner l'homme à n'apercevoir clairement qu'une fraction des objets.

« Que répond la science? Ceci : Le peu de précision de l'image et le nombre restreint des points très-sensibles de la rétine sont largement compensés par la mobilité de l'œil. Cette mobilité permet d'amener successivement et très-rapidement chacune des parties de l'objet sur la tache jaune. Ainsi l'œil, tel qu'il est construit, nous rend les mêmes services que si la netteté du champ était partout la même. Par une habitude de tous les instants, notre attention est comme rivée au point du regard, et le mouvement de l'œil est devenu inséparable de celui de l'attention.

« On le voit, l'harmonie se fait sans cesse entre l'œil et l'objet, et le défaut se trouve déjà corrigé dès les premières années de la vie. Cet accord est l'œuvre de l'attention. Or, l'attention est une faculté que possède l'âme d'agir sur la perception et sur les organes qui en sont les instruments. Je signale ce rôle de l'être invisible qui se nomme lui-même *je* ou *moi*. Le moi se sert de l'œil, il le gouverne, il l'ajuste aux objets; et le savant M. Helmholtz reconnaît que la sûreté et la netteté de notre vue dépendent surtout de la manière dont nous nous en servons.

« Autre défaut. L'homme a deux yeux. Chacun de ces organes reçoit une image, et les deux images semblent se confondre en une seule, puisque nous n'avons qu'une image de chaque objet. Notre vision, quoique binoculaire, ne paraît donner, en dernier résultat, qu'une perception.

« Longtemps on a attribué ce résultat unique d'une double vision à la constitution même de l'appareil optique. On croyait, et quelques savants croient encore, que l'unité des deux images a pour cause la fusion des nerfs différents en un seul nerf central. Ce n'était pas exact.

« En fait, nous voyons deux images, et elles sont différentes. Placez votre index droit entre les deux yeux, près du nez : l'œil gauche apercevra le dedans du doigt, l'œil droit en apercevra le dos, si vous fermez tour à tour l'œil droit et l'œil gauche ; si vous les gardez ouverts l'un et l'autre, chacun verra pareillement un côté distinct du doigt.

« Cette différence est nécessaire à la perception de la rondeur du doigt. Elle est le principe sur lequel est fondée la construction du stéréoscope. Cet instrument fait voir en relief des images plates, parce que les deux épreuves photographiques mises au fond de l'instrument ne sont pas exactement pareilles. Elles imitent un peu la différence qui existe entre les deux images du doigt tenu verticalement près du nez.

« Des expériences concluantes établissent que, dans l'appareil visuel, les deux images du même objet ne se fondent pas, ne se fusionnent pas matériellement. En réalité donc, il y a deux images pour un seul objet. Donc notre appareil visuel est infidèle et imparfait, malgré sa réputation de perfection irréprochable.

« La science résout cette objection qu'elle a elle-même soulevée. Elle répond que la fusion des deux images n'est pas opérée sans doute par une harmonie mécanique préétablie, mais qu'elle se fait cependant. Comment se fait-elle? « Par un acte de » conscience. »

« Pour la seconde fois, on avoue que l'imperfection de l'œil est compensée, et que cette compensation est l'œuvre d'un acte de l'âme. Quant à nous, peu nous importe de quelle façon l'harmonie a lieu. Elle s'établit; tel est le point capital. Et puisque cette harmonie est l'ouvrage de l'âme, il est évident qu'il y a entre les actions de l'âme et l'œil une harmonie native. L'homme se sert de cette relation pour la compléter, pour créer l'harmonie entre l'œil et l'objet. Mais il n'a créé ni son âme, ni ses yeux, ni les rapports naturels qui les lient, ni les possibilités d'harmonie dont il tire parti. Tous ces éléments d'harmonie, tous ces moyens d'accord, ont été mis en lui par quelqu'un qui est plus puissant que lui.

« Examinons encore une difficulté. Le rôle le plus important de la vue est de donner la perception des distances. L'exactitude de cette perception est la condition nécessaire de la précision de nos actes et de nos mouvements. Si ma main passe à côté de l'objet que je veux saisir; si, en franchissant un fossé, je tombe au milieu, faute d'en avoir mesuré d'avance la largeur à l'aide de la vue, mon œil est un guide impuissant ou un éclaireur perfide.

« Et, effectivement, quand il y a désaccord entre l'œil et la main ou la jambe, je me trompe. Prenons un exemple. Qu'un bâton soit à moitié plongé dans l'eau, et que la partie qui est dans l'air me soit cachée; en essayant de saisir brusquement la partie immergée, je la manquerai et passerai à côté. Mais que j'avance la main lentement, de manière à voir d'abord ma main *dans l'eau,* près du bâton *dans l'eau,* je le saisirai sans erreur. C'est que l'image de ma main et l'image du bâton auront subi, en entrant dans l'eau, des réfractions pareilles; c'est que je les verrai dans l'eau, séparées ou rapprochées, comme je les aurais vues dans l'air. Or cela, je le fais avec sûreté après une très-courte expérience.

« Ainsi la perception visuelle s'adapte à la perception tactile et se laisse vérifier par elle. L'accord entre le tact et la vue repose sur une vérification continuelle que permet la vision de nos mains.

« Dans ce cas, comme dans le précédent, c'est l'expérience qui crée l'harmonie; mais elle la crée en s'appuyant sur une harmonie antérieure qui existe d'avance entre la main et l'œil, entre l'œil, la main et l'âme. L'âme connaît les faits; elle connaît jusqu'à un certain point ses organes et leur jeu simultané ou corrélatif. Elle gouverne, en conséquence, ses instruments de perfection. Or, encore une fois, ce n'est pas elle qui a fait ses yeux, ni ses mains, ni son intelligence, ni les rapports qui les unissent; et, enfin, ce n'est pas elle qui s'est faite elle-même. La cause de son existence, l'ouvrier qui a forgé les outils qu'elle emploie, est plus haut qu'elle.

« Le célèbre physiologiste auquel j'ai emprunté ces objections contre la perfection de l'œil, et les explications qui les résolvent, conclut en ces termes : « Il me » semble que l'intelligence plus complète

» des phénomènes, loin de tuer notre en-
» thousiasme, ne fait que l'augmenter en le
» justifiant. »

« Est-ce clair? La science augmente notre enthousiasme. Et pour qui? Pour l'œil, sans doute, et pour sa perfection sans cesse naissant de son imperfection même; mais mille fois plus pour l'ingénieur incomparable dont la puissance aussi grande que paternelle a donné à l'homme le merveilleux sens de la vue. »

Deus, ecce Deus! auraient crié les poëtes et les philosophes du paganisme, dans la contemplation des merveilles que nous venons de rappeler. Oui, c'est Dieu, Dieu est là! A genoux donc devant cet *ingénieur incomparable* : c'est Dieu!

Mais voici d'autres phénomènes qui appellent encore notre admiration; continuons.

Les lois de la lumière étant établies, ainsi que nous les avons exposées, et l'œil de l'homme étant un instrument destiné par le Créateur à le mettre en communication avec la lumière, il fallait nécessairement que cet instrument fût parfaitement adapté aux lois physiques. Or, c'est là ce que nous allons constater; et la perfection des rapports qui existent entre l'œil et les lois de la lumière nous laisseront voir très-manifestement le même Auteur divin.

Et d'abord, pour que la lumière atteignît convenablement l'organe visuel, il fallait que cet organe occupât, dans le corps humain, l'endroit le plus éminent et le plus dégagé. Où pouvait-il être placé plus avantageusement pour ses fonctions qu'à la base du front? Et puis, ce n'est pas un œil seulement que le Créateur a donné à l'homme : il n'y a point de race de Polyphèmes. L'homme a reçu deux yeux, parce que ces deux instruments lui étaient nécessaires pour l'appréciation parfaite des dimensions; il a deux yeux, parce que, l'un de ces organes si délicats venant à se détériorer ou à se perdre, c'était une précaution toute providentielle de lui en donner un second qui lui suffit dans les conditions ordinaires de la vie ; l'homme a deux yeux, enfin, pour l'harmonie et la beauté de son visage.

Une fois les deux yeux ouverts à la lumière, il fallait que le mouvement ondulatoire pût pénétrer dans l'organe visuel et se propager jusqu'à la rétine, à travers la cornée, l'humeur aqueuse, le cristallin, le corps vitré et les membranes qui enveloppent ces parties du globe oculaire ; et voilà que toutes ces différentes parties contribuent, chacune à sa manière, à la propagation des ondes lumineuses.

Ensuite, l'intensité de la lumière diminuant, avons-nous dit, en raison inverse du carré des distances, il fallait encore que l'organe visuel fût accommodé et adapté à cette loi physique, pour déterminer l'étendue de la vue distincte ; et rien ne manque à l'exactitude de cette disposition et à la rigueur de cette exigence.

Les lois de la réflexion de la lumière ne

sont pas moins rigoureusement respectées dans le mécanisme de la vision. Si les rayons lumineux qui tombent sur la sclérotique n'étaient pas réfléchis par l'opacité de cette membrane, l'œil serait inondé de lumière et il y aurait éblouissement. Il suffirait d'une irrégularité dans l'opacité de la membrane scléroticale pour amener une perturbation dans le mécanisme de la vision.

Nous avons dit que les rayons réfléchis par l'iris n'étaient cependant pas perdus pour la vision, en ce sens qu'ils déterminent l'agrandissement ou le rétrécissement de la pupille; mais on comprend avec quelle sage mesure l'iris a dû être disposé pour répondre à cet usage : un peu de plus ou de moins pouvait rendre inutiles toutes les fonctions des autres parties du globe oculaire.

Mais c'est surtout dans l'application des lois de la réfraction de la lumière au mécanisme de la vision que l'on doit admirer la sagesse infinie du Créateur.

Pour l'opération régulière de la vision, il fallait que tous les rayons lumineux parvinssent à la rétine réunis en faisceaux ; il fallait une lentille dans le globe oculaire, et cette lentille est le cristallin. Mais il fallait alors que ce cristallin répondît avec la plus rigoureuse exactitude aux lois de la réfraction de la lumière, et nous avons vu tout ce qu'il y a de précision dans ces lois. La science peut bien faire des lentilles qui leur répondent, dans des instruments d'optique combinés à cet effet ; mais tout est mort dans ces instruments, et il faut que la main de l'homme en dispose toutes les parties suivant l'effet que l'on se propose. Dans l'œil de l'homme, au contraire, le cristallin est vivant ; il touche par tous ses points à d'autres parties vivantes comme lui ; toutes ces parties se meuvent ensemble instinctivement ou sous l'influence de la volonté ; et, dans ces conditions, il faut que la lumière se réfracte dans le cristallin avec une précision mathématique et une régularité constante. Ajoutez ou diminuez seulement un millimètre à la convexité de cette lentille, et voilà que la réfraction s'opère d'une autre manière, et la vision devient irrégulière.

Ce qui ajoute à cette merveille de précision, c'est la complication de la réfraction de la lumière dans la cornée, dans l'humeur aqueuse et dans le corps vitré, avant et après la réfraction dans le cristallin. Voilà donc des rayons lumineux qui ont été déjà réfractés par la cornée et par l'humeur aqueuse, qui se réfractent ensuite dans le cristallin, et qui ne parviennent à la rétine qu'après avoir été de nouveau réfractés par le corps vitré. Dans ce parcours, ce n'est pas seulement aux lois de la réfraction que les rayons lumineux sont soumis, ils doivent aussi se prêter aux lois de la propagation, de l'intensité et de la réflexion de la lumière. Ajoutez qu'à chaque partie du globe oculaire qu'ils doivent pénétrer, ces rayons rencontrent des membranes plus ou moins compliquées qu'il leur faut traverser. Avec tout cela, cependant, ils arrivent très-régulièrement à la rétine, pour produire finalement au cerveau l'impression de l'image.

Cette image est renversée dans l'œil, avons-nous dit; et nous avons rappelé les diverses théories par lesquelles on prétend expliquer son redressement. Or, quelle que soit celle que l'on adopte, il restera toujours à expliquer ses combinaisons et son harmonie avec les lois générales de la lumière; et c'est là que la science sera forcée de reconnaître une action supérieure et qui échappe à ses investigations.

L'accommodation ou l'adaptation de l'œil n'est pas moins mystérieuse. C'est seulement dans ces dernières années qu'on a imaginé la théorie ingénieuse, et du moins très-vraisemblable, qui peut en rendre compte; mais cette théorie elle-même implique des merveilles de précision et de sagesse qui déconcertent les esprits les plus observateurs; et ils sont obligés d'en conclure que « l'intelligence plus complète des phénomènes ne fait qu'augmenter leur enthousiasme pour l'*ingénieur incomparable* qui a donné à l'homme le merveilleux sens de la vue ».

Les maîtres de la physiologie contemporaine sont en désaccord sur l'aberration de sphéricité, de réfrangibilité, et sur le chromatisme ou l'achromatisme qui doivent en être la conséquence. Les uns affirment, les autres nient, pour arriver cependant, les uns et les autres, à la conclusion que, pratiquement, l'œil est achromatique. Évidemment, il y a là, de part et d'autre, des hypothèses, des points intermédiaires, qui échappent à toute démonstration : ce n'est plus de la science positive.

Nous en dirons autant du phénomène de la vue simple ou double avec les deux yeux. On prétend l'avoir expliqué par la correspondance des divisions terminales de la rétine d'un œil à l'autre; mais, cette correspondance, je demande à la science de me l'expliquer, et je ne reçois pas de réponse :

c'est un mystère de plus dans le mécanisme de la vision.

Nous n'en avons pas encore fini avec les merveilles de l'œil dans son fonctionnement. Qui nous dira, sans lacune et sans obscurité, l'action qu'y exercent la rétine et le nerf optique? Nous savons bien que c'est par la rétine que l'œil est sensible à la lumière; mais, une fois admises les sensations lumineuses comme résultat d'un changement survenu dans l'état de la rétine; après avoir reconnu, avec Longet, que cet état est perçu dans l'encéphale, les questions se pressent autour de ces conclusions, sur un grand nombre de phénomènes qui s'y rattachent; et ces phénomènes demeurent toujours inexplicables. Tout en livrant son chef-d'œuvre oculaire aux investigations de la science humaine, il est évident que Dieu a voulu s'en réserver les plus intimes ressorts. Admirons donc, mais adorons surtout : Dieu le veut!

Enfin, nous avons fait connaître les

mouvements auxquels l'œil peut se prêter, pour prendre toutes les positions qui conviennent au mécanisme de la vision. Nous les avons expliqués par les six muscles qui adhèrent au globe oculaire, et nous avons vu avec quelle admirable harmonie ils exécutent ces divers mouvements. Mais, ces muscles, qui pourra dire comment ils obéissent à tous les ordres de la volonté, pour produire, sans erreur et sans trouble, des mouvements si rapides et si différents? On ne répond pas à cette question en disant que c'est par l'instinct, puisque ce phénomène se produit également chez l'animal sans raison : on ne fait ainsi que changer le sujet de la merveille; elle n'est point expliquée.

Nous avons déjà rencontré bien souvent le mystère dans les phénomènes de la vision que nous avons exposés jusqu'ici, mais il en est d'autres encore qui appartiennent à l'ordre purement psychologique et qui ne sont pas moins inexplicables : la vision en songe, par exemple, et la vision idéale et purement imaginaire.

Il est déjà bien mystérieux que l'on puisse voir en songe distinctement et jusque dans les moindres détails des objets que l'on ne voit pas en réalité, et qui ne sont que des réminiscences de ce que l'on a vu plus ou moins longtemps auparavant. Mais comment expliquer, en songe, la vision nette et distincte de personnes et de choses que l'on n'a jamais vues, qui n'ont point de réalité effective, et dont l'image n'apparaît pas moins extérieurement existante et vivante, sous l'impression interne qu'elle produit au cerveau?

Et l'artiste, qui conçoit une œuvre de sa composition, en sculpture ou en peinture, il a dû voir son type avant de le reproduire sur la toile ou le marbre : où l'a-t-il vu? et comment l'a-t-il vu? — Dans son intellect et par son imagination, nous répondent les psychologistes. — Mais l'intellect et l'imagination, comment, de leur côté, ont-ils pu donner à ce type son caractère, sa forme, ses traits et ses nuances? Et comment leur conception purement idéale et imaginaire a-t-elle pu donner naissance à l'image intérieure que l'artiste doit reproduire à l'extérieur?... La science ne l'expliquera jamais de manière à donner pleine satisfaction. On pourra bien imaginer des systèmes, former des hypothèses, inventer des théories; mais il faudra toujours reconnaître qu'il y a là des obscurités mystérieuses, supérieures à la science et à la philosophie. « En vérité, Seigneur, vous êtes un Dieu caché », jusque dans les plus éclatantes merveilles de votre création: *Vere tu es Deus absconditus.* (*Isaïe*, XLV, 15.)

LE LANGAGE DES YEUX

Aux deux extrémités de la vie, l'homme ne parle pas, ou il ne parle plus.

L'enfant né de quelques mois ne parle pas encore. Des sons inarticulés, des mots incomplets et mutilés, voilà seulement ce qui sort de ses lèvres. Et cependant, avez-vous remarqué comme ses yeux parlent déjà lorsque sa langue est encore muette? Il pleurait seul dans son berceau; mais voilà que sa mère arrive, elle le prend dans ses bras, le berce sur son cœur, le couvre de ses baisers, murmure doucement à ses oreilles quelques paroles de tendresse... L'enfant regarde, écoute, et il y a alors sur tous ses traits, mais particulièrement dans son regard, une réponse à ces démonstrations dont il est l'objet. Ses yeux parlent un langage que la mère a compris, qu'elle a senti surtout. Entre elle et son petit enfant, n'est-ce point déjà un véritable et délicieux colloque, qui fait le bonheur et le charme du foyer, en attendant les premières conversations de l'enfance?

Les yeux de l'enfant ne parlent pas seulement le langage de l'amour instinctif; il y a déjà des exigences, des caprices, dans cette tête de six mois; et toutes ces fantaisies s'expriment par les yeux. Les yeux de l'enfant supplient, demandent, exigent, remercient, refusent; et ils ont une expression, un langage pour chacune de ces dispositions, pour chacun de ces désirs; et cette expression, et ce langage, sont les mêmes partout, chez tous les peuples, à tous les degrés de la civilisation, et leur signification est telle qu'elle est toujours comprise.

L'enfant a grandi; il a fourni sa carrière dans la vie; les années ont passé sur sa tête et blanchi ses cheveux; devenu père d'une nombreuse famille, il va rejoindre, au terme de sa course, ceux qui l'ont précédé sur le chemin de l'éternité : il va mourir. La mort, qui a déjà glacé ses membres, a paralysé aussi sa langue, et ses lèvres peuvent à peine s'entr'ouvrir. Le moribond n'a cependant pas perdu le sentiment de ce qu'il est et de ce qu'il va devenir. Ses yeux sont encore ouverts ; ils voient autour de son lit des enfants et des amis qui le regardent en silence et avec une anxiété douloureuse. De temps en temps, ces parents, ces amis, adressent au mourant quelques paroles entrecoupées de sanglots. Le moribond les a comprises, il essaye vainement d'y répondre ; mais regardez dans ses yeux, voyez tout ce qu'il y a de tendresse, de reconnaissance et de regrets ! comme ces yeux parlent !

Et si c'est un chrétien, un pieux fidèle qui va mourir avec les signes de la prédestination, quand il portera son regard sur l'image du divin Crucifié et qu'il contemplera le Christ souffrant et mourant pour lui dans d'horribles tourments; quand ses mains défaillantes ne seront plus capables de porter à ses lèvres cette sainte image, et qu'il ne pourra plus que la presser sur son cœur, alors regardez dans ses yeux tous les sentiments qu'ils expriment : quel langage, quelle prière à Dieu !

Le langage des yeux n'est pas moins expressif dans les passions de l'âme et dans les affections du cœur. Il n'en est pas une seule qui ne se révèle dans le regard, et cette révélation est quelquefois, dans le silence des lèvres, d'une vivacité, d'une énergie et même d'une éloquence qui saisissent jusqu'à l'émotion ceux qui en sont témoins.

La douleur, par exemple, la grande douleur qui se tait, mais qui se révèle par un regard sur une tombe qui va se fermer pour toujours : quelle expression que la sienne ! et comme ce regard muet laisse bien loin derrière lui les expressions parlées des plus vives émotions ! N'avez-vous point rencontré ces regards de la douleur qui vous impressionnaient dans le silence, en vous révélant cent fois mieux les profondeurs de la souffrance que les plaintes les plus vives?

Pendant le siége de Paris, après une bataille très-meurtrière, un colonel, dont le fils avait été tué dans l'action, parcourait le lieu du combat avec anxiété, cherchant de toute part, interrogeant tous ceux qu'il rencontrait. Nous étions là de service. — Mon fils ! nous cria-t-il, mon fils ! le capitaine, l'avez-vous vu? — Nos yeux se portèrent en silence, et avec une expression que le colonel comprit, vers l'endroit où l'on venait de déposer le jeune officier. Le malheureux père ne dit pas un seul mot, mais il regarda le ciel en se frappant le front avec désespoir; ses yeux parlaient d'une manière déchirante.

Quelques semaines plus tard, après l'effroyable bombardement du plateau d'Avron, le 27 décembre au soir, nous rentrions dans

Paris avec un de nos confrères, M. l'abbé Vasseur, ramenant dans une charrette et sur la paille les corps broyés, ensanglantés de trois officiers, d'un sous-officier et de l'aumônier du 6e bataillon des Mobiles de la Seine. Après avoir déposé ces cinq cadavres à l'hôpital du Val-de-Grâce, nous revenions à Saint-Sulpice, lorsque, tout près du Luxembourg, nous rencontrâmes une dame dont le fils était officier dans le bataillon qui venait de perdre cinq de ses chefs. Elle connaissait déjà vaguement les malheurs de la journée. — Mon fils! mon fils! nous demanda-t-elle, l'avez-vous vu? qu'est-il devenu? a-t-il été épargné? Et ses yeux, effrayants d'émotion, cherchaient dans les nôtres la réponse à ces questions. — Rassurez-vous, lui fut-il répondu, j'ai vu votre fils à la fin de la journée; il ne lui est arrivé aucun mal. Aussitôt les yeux de cette mère changèrent d'expression, et, plus rapides encore que ses paroles, ils disaient tout à la fois son bonheur et sa reconnaissance.

Un sentiment qui s'exprime admirablement par les yeux, c'est l'amour. Nous n'entendons point parler ici de cette passion si dangereusement exploitée par la littérature et par l'art matérialistes, et dont les mauvais penchants de l'homme abusent avec une facilité si déplorable; nous parlons de l'amour en tant qu'il s'élève du cœur de l'homme jusqu'à Dieu, ou qu'il redescend de Dieu jusqu'à la créature, dans l'ordre des affections naturelles et légitimes. Et alors, qui ne sait avec quelle vivacité, avec quelle délicatesse et avec quel charme il s'exprime dans les yeux et par les yeux? En vérité, il n'y a point de paroles qui puissent dire tout ce qu'expriment les yeux, quand ils parlent à Dieu dans le silence d'un regard vers le ciel ou sur le tabernacle eucharistique ; et la langue de l'homme ne peut pas rendre non plus ce que le regard de l'amour peut dire à une mère, à un enfant, à un époux, à un ami, dans les effusions les plus intimes du cœur : « Ma sœur, mon épouse, est-il écrit au Cantique des cantiques, tu m'as blessé au cœur par un seul de tes yeux : *Soror mea, sponsa, vulnerasti cor meum in uno oculorum tuorum.* »

Il y a, dans l'humanité, d'autres passions qui s'expriment par les yeux d'une manière saisissante. Nous ne nous arrêterons pas à l'ivresse, à la passion du vin : cette passion n'a qu'un mot, dans le regard de sa victime, et ce mot est celui de l'hébétement, poussé, quelquefois, jusqu'à l'abrutissement. Mais une autre passion qui s'exprime dans le regard d'une manière délirante, c'est la fureur du jeu.

Nous en appelons au souvenir de ceux qui ont visité quelque établissement de jeu. Autour d'une longue table des hommes étaient assis; et l'on y remarquait aussi quelques femmes. Les paroles étaient rares parmi les joueurs; ils n'échangeaient entre eux que des mots brefs et saccadés, et l'on n'entendait guère que le bruit des pièces d'or et d'argent qui glissaient sur le tapis, poussées ou ramassées par le râteau du banquier de l'établissement. A un moment convenu, la bille est lancée, les cartes sont en jeu : à qui vont revenir les monceaux d'or et d'argent qui sont là sur la table? Les témoins se le demandent avec une curiosité ardente. Mais les joueurs, voyez-les en ce moment d'attente, qui va décider, pour plusieurs, de leur fortune, de l'avenir de leur famille, et de leur vie, peut-être! Voyez leurs yeux surtout, suivez leurs mouvements sur la roulette ou sur les cartes : ce n'est pas l'espérance, ce n'est pas la crainte; c'est je ne sais quel mélange de ces deux sentiments et d'une foule d'autres encore, qui donne à leur regard un caractère inexprimable. Et quand la bille est arrêtée, et quand la dernière carte a prononcé sur l'enjeu de chacun, voyez encore la joie des uns, le désespoir des autres et la fureur de tous pour affronter de nouveau les hasards du jeu. Les yeux des joueurs ne parlent pas seulement; c'est un drame, c'est une tragédie dont ils sont les interprètes ardents et passionnés.

Un dernier sentiment dont nous voudrions rappeler l'expression par le regard, c'est la terreur et l'épouvante.

Voilà un homme de vingt-cinq à trente ans, dans toute la force de l'âge, de la santé et de la vie. Dans des jours de crise révolutionnaire pour son pays, sous l'influence de mauvaises passions exploitées audacieusement par les chefs du désordre, au sein d'une grande cité où l'erreur triomphe, où le mensonge gouverne, cet homme s'est laissé prendre au piége d'une fausse indépendance ou de la cupidité. Il a pris rang dans l'armée de l'émeute, il s'est armé et il a marché, sous le drapeau de la révolte, contre les défenseurs de l'ordre. Mais voilà qu'il est pris dans la lutte ; il est conduit en cour martiale, pendant qu'on se bat encore dans la rue; et parce qu'il faut alors prompte et sévère justice, il est condamné à passer immédiatement par les armes. Un instant après, un prêtre est là qui lui annonce le sort qui lui est réservé. — Vous n'avez plus à vivre, lui dit-il, que le temps que vous allez passer avec moi, pour vous préparer à paraître devant Dieu. — Le condamné demeure terrifié par ces paroles; c'est à peine s'il peut y répondre par quelques mots saccadés et sans suite; mais son regard prend une expression sinistre. Quelques minutes plus tard, il est à dix pas du soldat qui va le fusiller. Celui-ci apprête son arme au commandement, et il n'attend plus que le dernier ordre pour faire feu. Le condamné le voit, il entend le commandement. Alors comment dépeindre tout ce qu'il y a dans son regard? On dirait que toute la vie de cet homme est là dans ces deux yeux qui roulent dans leur orbite comme deux charbons ardents. Et quand le malheureux, atteint en pleine poitrine, se tord horriblement dans d'atroces convulsions, en attendant le *coup de grâce* qui doit lui faire sauter la cervelle, ses yeux deviennent tellement flamboyants qu'on ne peut plus humainement en supporter le regard...

Ce n'est pas l'imagination qui a dicté les lignes qui précèdent : pour celui qui vient de les écrire, comme témoin, aux derniers jours de la Commune, c'est une page d'histoire !...

On dit que les yeux sont le miroir de l'âme ; il faut ajouter un mot, c'est que c'est le miroir d'une âme qui parle.

Mais comment se fait-il que l'âme se reflète dans les yeux comme dans un miroir ? Comment se fait-il que l'âme puisse ainsi parler par les yeux ? Comment tous les sentiments, toutes les émotions et toutes les passions parviennent-ils à s'exprimer dans le regard de l'homme avec toutes leurs nuances ? Comment les tissus, les nerfs, les humeurs qui composent l'œil, comment tous ces éléments matériels et divers sont-ils capables de devenir une âme parlante ?

Enfin, quoi qu'il en soit, voilà donc l'œil

de l'homme investi par le Créateur d'une triple destination :

Il voit;

Il communique à l'âme ses impressions, par le moyen du cerveau;

Il devient pour l'âme un miroir dans lequel elle se reflète, en y exprimant ses affections et ses passions.

Il voit; et nous avons constaté les merveilleuses combinaisons de la divine sagesse pour appliquer au mécanisme de la vision les lois de la propagation, de la réflexion et de la réfraction de la lumière.

Il communique à l'âme ses impressions par le moyen du cerveau. C'est-à-dire que l'âme reçoit indirectement par les yeux des idées et des sentiments résultant des impressions produites au cerveau, et que par ces idées et par ces sentiments, qui se multiplient indéfiniment, elle se forme au vrai et au beau dans l'ordre intellectuel et moral. Les yeux sont donc comme des messagers de l'âme, chargés de recueillir pour elle et de lui apporter des trésors qui doivent l'enrichir. Il est vrai que nous ignorons la manière dont s'accomplit ce travail mystérieux, mais il se fait à notre insu et sans que nous puissions le révoquer en doute ; nous concluons de l'effet au principe.

L'œil devient pour l'âme un miroir dans lequel elle se reflète, en y exprimant ses affections et ses passions. Ce phénomène aussi inexplicable que le précédent n'en est cependant pas moins incontestable.

Après avoir reçu par les yeux les éléments dont elle s'est servie pour se former intérieurement, l'âme se sert ensuite des mêmes intermédiaires pour se manifester extérieurement, et elle le fait de telle manière que l'on peut dire vraiment qu'elle parle par les yeux.

Et maintenant, je ne m'étonne plus que le Créateur ait voulu faire de l'œil un chef-d'œuvre de structure. Je m'extasie devant toutes les parties qui concourent à sa composition, et leur assemblage est une merveille que je ne me lasse point d'admirer; mais je comprends qu'un si petit organe, destiné à de si grandes choses, ait été l'objet des précautions infinies de la divine sagesse. En vérité, « ce chef-d'œuvre est sorti de la main du Seigneur; et ce travail est admirable à nos regards : *A Domino factum est istud; et est mirabile in oculis nostris.* » — (*Psalm.*, CXVII, 23.)

LES MALADIES

LES INFIRMITÉS DE L'ŒIL

ET LA CÉCITÉ

Malgré les précautions vraiment admirables prises par le Créateur pour protéger le globe oculaire, l'œil n'en reste pas moins exposé, comme tous les autres organes du corps humain, à des accidents de toute sorte, qui peuvent l'atteindre en tout ou en partie et compromettre la vue. Chacune des parties qui composent l'œil peut devenir le siége d'une maladie particulière. Si le mal n'a point de racines profondes, il guérit, ou n'affecte que la partie qui en est le siége. Mais si ce mal est grave, il peut amener une perturbation générale et fatale sur l'organe tout entier.

Les maladies qui affectent les parties principales du globe oculaire sont appelées les affections profondes de l'œil. Il y a donc, d'abord, les affections du nerf optique et de la rétine. Ces affections se présentent sous différentes formes. Ce sont, principalement, les congestions et les atrophies de la papille et du nerf optique. Pour la rétine, on distingue, avec plusieurs rétinites diverses, le décollement total ou partiel de cette membrane, ainsi que les tumeurs qui peuvent l'altérer.

Il y a aussi les affections de la sclérotique, celles de la cornée, celles de l'iris, celles de la choroïde, celles du cristallin et celles du corps vitré, avec leurs ramollissements, leurs endurcissements, leurs congestions, leurs atrophies, leurs apoplexies, leurs déchirures, leurs décollements, sous des formes très-diverses, et avec des nuances et des complications qui varient à l'infini.

Enfin, il peut y avoir affaiblissement et même perte de la vue, sans lésions ophthalmoscopiques apparentes : c'est ce qui arrive dans certaines amblyopies et dans les amauroses proprement dites.

Indépendamment de ces affections profondes, il y en a encore d'autres que l'on classerait plus volontiers parmi les infirmités du globe oculaire, si ces affections ne se présentaient parfois comme les résultats morbides de certaines parties de l'œil. Ainsi, à l'état normal, la rétine jouit de la faculté d'apprécier les différentes couleurs et leurs nuances les plus délicates. Or, lorsque cette faculté est altérée ou perdue, on se trouve dans l'état dont nous avons parlé, en traitant de l'action de la rétine dans la vision, et qu'on nomme daltonisme.

L'héméralopie et la nyctalopie sont deux autres affections de l'œil qui peuvent être passagères. Certaines personnes jouissent, pendant le jour, d'une vue parfaite, et, le soir venu, elles peuvent à peine se conduire, tant leur vision est défectueuse. C'est l'état connu sous le nom d'héméralopie; et cette affection tient à une sorte d'anesthésie de la rétine, qui ne peut plus fonctionner que lorsque la lumière est très-intense.

La nyctalopie est l'état inverse. Sous son influence, le malade voit mieux le soir ou dans un demi-jour que lorsqu'il est exposé à une vive lumière. Cette anomalie se rencontre également dans les atrophies de la papille et dans l'amblyopie.

Après l'énumération sommaire que nous venons de faire des affections de l'œil, une réflexion se présente naturellement et bien vite à l'esprit, et, peut-être même, une plainte et un blasphème au cœur.

Ah! oui, dit-on, l'œil est un merveilleux chef-d'œuvre de la création; mais alors, pourquoi donc l'avoir ainsi livré aux éventualités de tant d'accidents, de tant de maladies, qui occasionnent une perturbation physique et morale si douloureuse? On a dit que Dieu, après avoir créé l'homme, dut se complaire dans cette œuvre bien plus que dans toutes les autres créatures; mais il semble, au contraire, qu'il s'en repentit, si l'on en juge par toutes les tribulations auxquelles l'homme se trouve exposé. Job avait bien mieux dit : « L'homme né de la femme vit peu de temps, et sa vie est remplie de beaucoup de misères [1]... Ah! pourquoi donc la lumière a-t-elle été donnée au misérable, et à quoi bon la vie pour ceux qui sont dans l'amertume [2]?... Plût à Dieu qu'on mît ensemble dans une balance son emportement et ses maux! Ceux-ci seraient plus pesants que le sable des mers; et de là vient l'âpreté de ses plaintes [3]. »

Et moi je réponds, avec un des amis du patient : « Jusques à quand tiendras-tu ce langage, et tes paroles imiteront-elles la tempête? Dieu viole-t-il la justice? Le Tout-Puissant renverse-t-il l'équité [4]? »

[1] Job, XIV, 1.
[2] Job, III, 20.
[3] Job, VI, 1 et 2.
[4] Job, VIII, 1 et 2.

Sans doute il y a des maladies, pour l'œil comme pour tous les autres organes, dans lesquelles l'homme n'est qu'à l'état de victime et sans aucune responsabilité personnelle; mais nous chrétiens, nous savons bien quel en est le principe; nous savons que le premier homme, par la faute originelle, a été blessé dans ses facultés naturelles, comme s'exprime la doctrine catholique, et que cette blessure primitive a passé à toute sa descendance. Nous pouvons en gémir, mais nous n'avons pas le droit d'en murmurer.

Que s'il en est ainsi pour des maladies accidentelles et dans lesquelles nous ne sommes qu'à l'état passif et sans responsabilité personnelle, combien d'autres que nous ne devons imputer qu'à nous-mêmes, à nos abus, à nos excès et à nos passions? N'est-il pas vrai de dire que certaines maladies ne sont arrivées si vite jusqu'à nous que parce que nous avions fait la moitié du chemin? Nous n'en avons pas conscience, peut-être, mais nous n'en sommes pas moins responsables devant les lois de la nature, et surtout devant Dieu : silence donc à nos murmures !

Après cela, il est encore une réflexion qui peut nous aider à supporter les maladies avec résignation : songeons, chrétiennement, que ces maladies sont des grâces que Dieu nous accorde pour exercer quelque temps sa miséricorde, avant de nous envoyer la mort pour exercer son jugement.

En résumé, disait madame Swetchine, « c'est une folie de trop répugner à souffrir ; car enfin il faut que chacun fasse son métier, et souffrir est le nôtre. D'ailleurs, ajoutait-elle, je n'ai jamais vu les parts si inégales, surtout si l'on en retranche les maux dont nous sommes nous-mêmes les artisans. »

Mais les infirmités, mais ces infirmités congénitales tenant aux vices de constitution de ceux dont on a reçu le jour, les défauts de conformation, ou d'autres infirmités analogues, comment les expliquer dans l'économie providentielle de l'infinie bonté du Créateur? Voilà une malheureuse créature, un pauvre ouvrier, qui voit à peine pour se conduire à trente ans, et qui croupit dans la plus affreuse misère, parce qu'il ne peut gagner sa vie. C'est une infirmité de naissance qui l'empêche de voir et de travailler : est-ce que cette misère, qui touche l'homme au cœur, ne serait point capable de toucher également le cœur de Dieu? . . . .

Avant de répondre directement à cette réclamation de l'infirmité, rappelons, d'abord, qu'un acte, bon ou mauvais, produit dans l'homme qui en est l'auteur un état permanent qui affecte son âme et son corps, qui subsiste jusqu'à ce qu'il ait été détruit par une action contraire, et qui, à cause de la transmission substantielle de l'homme à sa postérité, est susceptible aussi de se communiquer avec la vie.

L'homme, dit le Père Lacordaire, n'est

pas un être sans aïeux et sans postérité ; il vient de plus loin que ses propres années, et se survit à lui-même dans de longues générations. A la différence de l'esprit pur, qui n'a que Dieu avant et après lui, l'homme doit au corps dont il est revêtu l'inappréciable privilége de se perpétuer dans une race illimitée par la transmission de son sang, de sa forme et de sa vie. Il transmet son sang personnel, celui qui a roulé dans ses veines, et non pas un sang vague et indéterminé, qui serait incapable de lui donner un fils, son propre ouvrage et sa vraie continuation. Le sang, susceptible d'être modifié par l'âme, modifie à son tour la forme organique du corps ; et l'homme, en vertu de sa faculté propagatrice, communique à sa postérité cette forme qui peut en faire le bonheur ou le malheur, la gloire ou la honte. D'après cela, on n'a plus à s'étonner de l'héritage d'infirmités que l'homme peut recueillir dans la vie ; on n'a plus le droit de s'en plaindre surtout ; car pour qu'il n'en fût pas ainsi, il faudrait que Dieu entravât la liberté de l'homme, en le privant de sa responsabilité et de ses mérites; ou bien il faudrait qu'il fît une sorte de miracle pour détourner les conséquences naturelles des actes libres de sa créature.

Maintenant, penser ou dire que Dieu n'est pas touché des misères et des infirmités de l'homme, c'est ne pas connaître, ou bien c'est oublier cette bonne et chère parole du Fils de Dieu fait homme : « O vous tous qui gémissez sous le poids des fatigues et des peines, venez à moi, et je vous soulagerai [1]. »

Dans le cortége d'infirmités qui poursuivent l'homme depuis le berceau jusqu'à la tombe, une de celles qui pèsent le plus douloureusement sur sa vie est la cécité; la cécité de naissance, et, peut-être plus péniblement encore, la cécité après une jouissance plus ou moins longue de la vue.

[1] S. Matthieu, xi, 28.

On serait porté trop facilement à croire que l'aveugle de naissance ne souffre pas tant de la privation de la vue, parce qu'on ne désire pas ce qu'on ne connaît point : *Ignoti nulla cupido*. La vérité, en cela, c'est qu'en effet, si l'aveugle de naissance ne connaissait absolument rien de ce qu'il n'a jamais vu, il souffrirait beaucoup moins de son infirmité; mais, vivant entouré de ceux qui voient, entendant exprimer à chaque instant les jouissances qui viennent à l'esprit et au cœur par l'intermédiaire de la vue, comment pourrait-il y demeurer indifférent? comment ne souffrirait-il pas des privations qu'il doit à son infirmité? comment n'en serait-il pas profondément malheureux?

D'ailleurs, n'est-il pas déjà digne d'une grande commisération, celui qui serait privé, sans les connaître, de tous les avantages que nous procure la vue? Ces beaux et magnifiques spectacles, ces scènes grandioses de la nature, le ciel avec ses astres, la terre avec tous ses ornements, la mer avec ses vagues et son immensité, l'aveugle ne les voit point, et il n'en reçoit aucune des impressions qui élèvent l'âme et qui donnent au cœur de si profondes sensations! Ce visage de l'homme, avec ses traits si beaux, si doux, si purs, et son gracieux sourire; ces yeux surtout, avec leur expression si délicate, si vive et si saisissante, l'aveugle ne les voit pas; et il ne goûte aucune des joies, aucune des émotions que nous en recevons à chaque heure du jour!

Pour apprécier tout ce qui manque à l'aveugle de naissance et juger de son infortune, il suffit de le regarder. Voyez ses yeux fixes et sans expression, ses traits indécis et incomplets, sa tête en arrière et dans une sorte de défiance de tout ce qui l'environne; et puis, écoutez sa parole qui interroge et qui demande en suppliant, et vous reconnaîtrez ce qu'il y a de regrets et de tristesse dans l'âme de cet infirme et de ce déshérité.

L'auteur de ce livre n'a pas besoin d'interroger des aveugles, ni de se jeter par imagination dans le champ des suppositions, pour exprimer ce que ressentent ceux qui ne voient plus, après avoir joui de la vue.

C'est Dante qui l'a dit : « Il n'y a pas de plus grande douleur que de se rappeler les temps heureux aux jours de la misère[1]. »

Et, en effet, quand ce malheureux aveugle se rappelle les avantages et les jouissances qu'il recevait autrefois par les yeux, nous savons tout ce qu'il y a de douloureux dans les privations actuelles de son infirmité!

Autrefois, il n'appréciait point la liberté de pouvoir aller, marcher, se diriger au gré de ses désirs; maintenant qu'il ne peut plus faire un pas sans tâtonnements, maintenant qu'il est constamment obligé de réclamer l'assistance d'autrui, nous savons ce

1 *Nessun maggior dolore*
Che ricordarsi del tempo felice,
Nella miseria.

qu'il lui en coûte de se résigner à cette dépendance continuelle des personnes et des choses!

Le moment du repas est arrivé : l'aveugle peut le savoir, s'il entend sonner l'heure; mais si le bruit de la pendule n'arrive pas jusqu'à lui, il ne sait même pas l'heure! Enfin, c'est le moment du repas : que va-t-il manger? que porte-t-il à sa bouche? comment saisir convenablement ce qui doit être sa nourriture et son breuvage? L'aveugle cherche, devine, se trompe, commet des maladresses, subit des accidents... Ah! nous savons encore tout ce qu'il souffre au cœur dans ces incertitudes et ces erreurs continuelles!

L'aveugle de naissance est ordinairement doué d'un merveilleux instinct qui lui est d'un grand secours dans les besoins ordinaires de la vie; mais celui qui a perdu la vue par accident ne trouve pas les mêmes ressources dans l'habitude; il ne se fait pas à la condition d'un infirme qui ne doit plus rien voir; il cherche toujours, il fait effort pour voir; sa vie est un tâtonnement perpétuel!

Ah! l'épreuve est amère, nous le savons! alors même qu'elle est bornée par la divine Providence à la durée de quelques mois; et la tentation du découragement s'y glisse facilement dans le cœur de l'infirme. Mais quand il n'y a plus aucun espoir pour l'aveugle; quand il sait que c'est certainement pour toujours qu'il est privé de la vue, et qu'il lui faut se résigner à vivre dans une complète obscurité, alors, vraiment, l'existence est-elle bien encore un bienfait pour lui, et n'est-ce pas plutôt un cachot?

C'était donc un supplice des plus atroces que celui qui consistait, dans l'antiquité, à crever les yeux ou même à les arracher à certains captifs, comme on le fit pour Samson, Bélisaire et le pape saint Léon III. Et cependant ce barbare supplice se retrouve jusque chez des nations relativement civilisées; et il a fallu toute l'influence des principes de l'Évangile pour les faire disparaître.

Quand la religion ne vient pas relever l'aveugle de ses profonds abattements, ce n'est pas seulement le découragement qui est sa tentation, c'est le désespoir. A certaines heures surtout, c'est avec les accents d'une déchirante sincérité qu'il s'écrie avec Job : « En vérité, la vie m'est un fardeau [1] ! »

Le Fils de Dieu fait homme n'entendait jamais les plaintes et les prières de l'aveugle sans en ressentir dans son cœur une profonde émotion. L'Évangile nous raconte plusieurs des guérisons qu'il opéra sur des infortunés privés de la vue ; et, sans doute, dans le grand nombre de miracles qui signalèrent sa vie publique, pendant trois ans, il y en eut beaucoup d'autres encore. On est touché quand on voit, dans saint Marc, ce pauvre aveugle de Jéricho, assis sur le

1 Job, x, 1.

chemin en mendiant, et qui se met à crier, à l'approche du Sauveur : « Jésus, fils de David, ayez pitié de moi! » Les disciples, importunés de ses cris, veulent lui imposer silence; mais le fils de Timée, comme on l'appelait, ne fait que crier encore plus haut : « Fils de David, ayez pitié de moi! » Jésus le fait approcher et lui demande ce qu'il veut : « Maître, répond Bartimée, faites que je voie. — Va, lui dit le Sauveur, c'est la foi qui t'a sauvé. » Et, à l'instant même, l'aveugle fut guéri [1].

On lit encore, dans saint Jean, une autre guérison d'aveugle, qui est une des pages les plus manifestement divines de l'Évangile ; nous ne pouvons résister au désir de la reproduire ici.

Un jour que Jésus sortait du temple de Jérusalem, il vit, en passant, un pauvre aveugle de naissance qui mendiait sur le chemin. Les disciples, imbus du préjugé

[1] Marc, x, 46-52.

qui regardait les infirmités comme une suite nécessaire du péché, se demandaient à eux-mêmes quelle était donc la faute dont ce malheureux pouvait avoir la responsabilité avant sa naissance; et, pour avoir la solution de cette énigme qui les préoccupait, ils s'adressèrent à Jésus. « Maître, lui dirent-ils, qui donc a péché, de cet homme ou de ses parents, pour qu'il naquît aveugle? » L'Écriture, en effet, leur enseignait, et l'expérience confirmait, que souvent les enfants portent la peine des fautes de leurs parents. Était-ce le cas pour cet infortuné? « Non, répondit Jésus, ce n'est point lui qui a péché, ni ses parents non plus; mais il est né dans cette infirmité pour que les œuvres divines soient manifestées en lui. Le soleil de ma vie s'incline vers son couchant; tant qu'il fait jour encore, et pendant le peu de temps qu'il me reste à vivre au milieu des hommes, il faut que j'opère les œuvres de Celui qui m'a envoyé. La nuit vient, et nul ne peut agir pendant son obscurité. Mais tant que je vis dans le monde, je suis la lumière qui l'éclaire. »

Ayant dit ces paroles, Jésus cracha à terre, fit de la boue avec sa salive, enduisit de ce limon les yeux de l'aveugle, et lui dit : « Va, lave-toi dans la piscine de Siloé », cette fontaine mystérieuse dont le nom signifie *l'Envoyé,* et figure le Messie.

Jésus attachait ainsi souvent ses grâces à quelque signe extérieur, comme l'Église le fait dans ses sacrements. En agissant de la sorte, il voulait d'ailleurs exciter la confiance de l'aveugle, et surtout éprouver sa foi. Le mendiant obéit sans répliquer à l'ordre de Jésus; il s'en alla, se lava à la fontaine, et, quand il revint, il voyait.

Cependant, les voisins de l'aveugle, et ceux qui l'avaient vu mendier, disaient : « N'est-ce pas là celui qui était assis près du temple et qui demandait l'aumône? Comment donc se fait-il qu'il voie maintenant comme tout le monde? » Les uns disaient que c'était bien lui; d'autres prétendaient que c'était quelque autre qui lui ressemblait. Mais lui disait : « Vous vous trompez, c'est bien moi. » Alors, on lui fit raconter toutes les circonstances de sa guérison miraculeuse. « Comment, lui demandait-on, tes yeux se sont-ils ouverts? » Il répondit : « Cet homme, qu'on appelle Jésus, a fait de la boue, il en a enduit mes yeux et m'a dit : « Va à la fontaine de Siloé, « et lave-toi. » J'y suis allé, je me suis lavé, et je vois. »

Dès que les Juifs entendirent prononcer le nom de Jésus, ils furent saisis de crainte, car les docteurs du Sanhédrin avaient menacé de l'excommunication tous ceux qui se déclareraient pour ses disciples. Afin de montrer leur zèle et leur soumission à l'autorité religieuse, ils s'autorisèrent de la prétendue violation du sabbat pour déférer l'affaire à la juridiction du Sanhédrin.

« Où est-il donc, demandèrent-ils au mendiant, ce Jésus qui t'a guéri? — Je ne sais », répondit-il. Alors les Juifs amenèrent aux Pharisiens celui qui avait été aveugle. C'est qu'en effet c'était bien le jour du sabbat que Jésus avait fait de la boue et ouvert les yeux du mendiant; or, d'après la casuistique des Pharisiens, il n'avait pu enduire de boue les yeux de l'aveugle sans violer le sabbat.

Les Pharisiens demandèrent donc au mendiant comment il avait recouvré la vue. Celui-ci répondit avec sa simplicité accoutumée : « Il m'a mis de la boue sur les yeux, je me suis lavé, et je vois. »

Une discussion s'ouvrit alors parmi les juges. Que fallait-il penser de cette guérison, au moins fort extraordinaire, et de celui qui l'avait opérée? Les avis furent partagés. Quelques-uns des Pharisiens disaient : « Cet homme n'est pas de Dieu, puisqu'il n'observe point le sabbat. » D'autres, au contraire, répliquaient : « Comment un pécheur peut-il faire ces prodiges? » Et c'est ainsi qu'il y avait scission entre eux.

Dans cet embarras, ils s'adressèrent de nouveau à l'aveugle guéri, et ils lui dirent : « Et toi, que dis-tu de celui qui t'a ouvert les yeux? » Il répondit : « C'est un prophète. » Cette réponse ne contentait pas les Pharisiens et elle augmentait leur embarras. Une nouvelle idée se présenta alors à leur esprit. Cet homme avait-il été bien réellement aveugle? Les Juifs, dit l'Évangéliste, ne crurent point qu'il eût été aveugle et qu'il eût recouvré la vue jusqu'à ce qu'ils eussent appelé ses parents, et ils procédèrent à leur interrogatoire. Ils leur proposèrent trois questions. « Et d'abord, demandèrent-ils, est-ce bien là votre fils? » Ils ajoutèrent ensuite : « Était-il bien réellement aveugle de naissance? Enfin, leur dirent-ils, comment voit-il maintenant? » Les parents répondirent sans hésiter sur les deux premières questions : « Nous savons, dirent-ils, que c'est bien notre fils, et qu'il est né aveugle. » Mais, dans la crainte de se compromettre et d'encourir l'excommunication en se déclarant ouvertement pour Jésus, ils éludèrent la troisième question : « Quant à savoir comment il voit maintenant, poursuivirent-ils, et qui lui a ouvert les yeux, c'est ce que nous ne savons pas, car nous ne l'avons pas vu. Interrogez-le, il est en âge, qu'il parle, qu'il s'explique lui-même. » Ils répondirent ainsi, remarque l'Évangéliste, parce qu'ils craignaient les Pharisiens : car déjà ceux-ci étaient convenus ensemble que tout homme qui reconnaîtrait Jésus pour le Christ serait chassé de la synagogue. C'était donc dans la crainte d'encourir cette peine qu'ils dirent : « Il est en âge, interrogez-le lui-même. »

Ceux qui procédaient à l'enquête appelèrent alors de nouveau l'homme qui avait été aveugle, et, dans l'espoir de l'intimider par l'appareil de leur autorité et de l'engager à parler dans leur sens, ils lui dirent : « Allons, rends gloire à Dieu ; nous savons que cet homme est un pécheur, avoue-le de bonne foi. — Si c'est un pécheur, répondit le mendiant sans se déconcerter, c'est ce que je ne sais pas; je sais seulement une chose, c'est que j'étais aveugle, et qu'à présent je vois. »

Reconnaissant que rien ne leur réussissait, les synédristes eurent recours à un moyen usité dans les actions juridiques, celui de revenir de nouveau sur les dépositions précédentes, dans l'espoir de faire tomber le témoin dans quelque contradiction et de le confondre ainsi lui-même. Ils lui dirent donc : « Voyons, raconte-nous de nouveau, bien distinctement, tout ce qui t'est arrivé : comment t'a-t-il ouvert les yeux? » Cette insistance finit par impatienter le mendiant; il répondit avec ironie : « Tout ce que vous me demandez, je vous l'ai déjà dit, et vous l'avez entendu; pourquoi donc voulez-vous l'entendre encore? est-ce que, vous aussi, vous voudriez devenir ses disciples? » Ces mots mirent le comble à la fureur des Pharisiens. Ils chargèrent le mendiant de leurs malédictions, et lui dirent : « Sois son disciple, toi, si tu le veux ; quant à nous, nous sommes disciples de Moïse, et nous savons que Dieu lui a parlé. Pour celui-ci, nous ne savons d'où il est. »

« Il est pourtant bien surprenant, répondit l'aveugle guéri, que vous ne sachiez d'où il est, et qu'il m'ait ouvert les yeux ; car nous savons que Dieu n'écoute pas les pécheurs ; mais celui qui honore Dieu, celui qui fait la volonté de Dieu, celui-là, Dieu l'exauce. Jamais on n'a ouï dire que personne ait ouvert les yeux d'un aveugle-né. Si donc celui-ci n'était pas envoyé de Dieu, il ne pourrait rien faire de semblable. »

Réduits à l'impuissance de répliquer, il ne restait plus aux Pharisiens que la ressource de la violence et de l'outrage. « Eh quoi ! s'écrièrent-ils, tu es né tout entier dans le péché, et tu viens ici nous donner des leçons ! » Puis, pour en finir, ils le chassèrent.

Jésus apprit bientôt ce qui s'était passé

dans le Sanhédrin, et comment les Pharisiens avaient expulsé violemment de la salle d'audience l'aveugle qu'il venait de guérir. L'ayant donc rencontré, il lui dit : « Crois-tu au Fils de Dieu? — Seigneur, répondit le mendiant, qui est-il, le Fils de Dieu, afin que je croie en lui? » Jésus lui dit : « Tu l'as vu, il est maintenant devant tes yeux; c'est celui-là même qui te parle. » Le mendiant répondit : « Je crois, Seigneur! » et, se prosternant, il l'adora [1].

Il faudrait être plus aveugle que celui dont on vient de lire la guérison pour ne pas reconnaître dans ces pages le Fils de Dieu, Dieu lui-même, le Créateur de l'homme, Celui qui règne au ciel et sur la terre. Aux dernières lignes de ce récit, le livre se ferme dans les mains du lecteur; on se prosterne, on adore, et l'on redit à Jésus, avec l'aveugle guéri : « Seigneur, je crois! »

Comme il y aura toujours des pauvres

[1] S. Jean, IX, 1-38.

parmi nous, toujours aussi nous rencontrerons des infortunés privés de la lumière. Il faut les plaindre, car, aussi bien, nous avons reconnu dans la cécité une des épreuves les plus amères qui puissent tomber sur l'homme. Et, cependant, on dirait que cette cruelle infirmité est devenue pour quelques-unes de ses victimes une épreuve ordinaire et facile. Il y a toujours de la mélancolie dans leur sourire, mais la douceur et la sérénité de leur physionomie expriment la résignation de leur cœur et la paix de leur âme. Interrogez-les, ils vous diront que leur épreuve est grande, sans doute, mais que le soleil de la justice et de la vérité n'a pas cessé de briller aux regards de leur âme, et que sa douce et pure clarté les console et les réjouit intérieurement, jusque dans les obscurités du monde extérieur. D'ailleurs, ajouteront-ils, ce monde n'est point pour nous la cité permanente; elle est plus haut, au ciel, et c'est là que s'élèvent les aspirations de notre âme. En attendant, nous suivons Celui qui est pour nous la voie, la vérité et la vie, et nous sommes certains de ne nous égarer jamais, car nous avons pour nous cette parole d'un Dieu qui nous a aimés jusqu'à la mort : « Celui qui me suit ne marche pas dans les ténèbres [1]. »

[1] S. Jean, VIII, 12.

LES AUXILIAIRES DE L'ŒIL

Le premier auxiliaire de l'homme, dans les maladies et les infirmités de ses yeux, c'est la divine Providence, la nature, comme on l'appelle; et le second, c'est l'homme.

Et, d'abord, la nature. Les maladies des yeux sont rares parmi les animaux; et cet avantage qu'ils ont sur l'homme vient de ce qu'ils sont étrangers à ses passions, à ses excès et à ses abus. Mais quand ils subissent quelque affection de la vue, c'est leur instinct, c'est la nature, qui leur indique ce qu'ils ont à faire, et, surtout, ce qu'ils ont à ne point faire; ils n'ont pas de médecin, et ils guérissent, ordinairement, bien plus vite que l'homme. Ne serait-ce point une leçon que nous donne la nature?

Et, cependant, il est des circonstances où la nature elle-même semble indiquer au malade que le temps est venu pour lui de recourir à l'art, à l'expérience et à l'habileté de l'homme. C'est le cristallin qui a perdu sa transparence et qui est devenu opaque : c'est la cataracte; et il est nécessaire d'extraire cette lentille cristalline, ou du moins de l'abaisser. Quelquefois même, c'est un œil qui ne voit plus, qui se décompose, qui se gangrène, peut-être, et il faut aussi en opérer l'extraction. Ces opérations nécessaires sont délicates, et, bien souvent, dangereuses, par suite des diverses complications qui peuvent s'y rencontrer. Alors, cependant, on trouve trop aisément des médecins qui les jugent praticables et faciles; ils les font, et, à les entendre, elles ont toujours parfaitement réussi. Seulement, il arrive, à la suite, et très-souvent bien vite, des accidents amenés par ces opérations, et qui en compromettent les résultats; et c'est ainsi qu'on devient aveugle pour toujours, après une opération *parfaitement réussie*.

Grâce à Dieu, cependant, il y a des oculistes aussi sûrs dans le diagnostic que dans l'opération. L'ophthalmoscope à la main, il y a des hommes dont le regard plonge dans l'œil du consultant avec la même clarté que dans un œil du plus pur cristal, et ils ne se trompent point sur l'état de cet organe. Il y a des opérateurs dont la main reste ferme, alors même que leur cœur tremble d'une émotion affectueuse. Après avoir incisé l'œil, ils y introduisent leur instrument, détachent le cristallin, l'extraient, avec une sûreté, une précision et une rapidité qui sont du génie. Lorsque, dans la cécité, on trouve un de ces hommes, comme nous l'avons rencontré dans le célèbre docteur Mooren, de Dusseldorf, on bénit Dieu d'avoir donné au malheur un si admirable talent; et quand ce talent se trouve uni, dans le même homme, à la générosité du cœur et à la noblesse du caractère, et qu'on lui doit d'avoir recouvré la vue, en devenant son ami, on rend grâces à la Providence, sans regrets pour l'épreuve.

LA PRESBYTIE ET LA MYOPIE.

Nous avons vu que la *distance de la vision distincte* est, en moyenne, de $0^m,25$ pour les individus doués d'une bonne vue. Dans cette condition, et à partir de cette limite *minima*, tout objet suffisamment éclairé reste visible jusqu'à l'infini, pourvu que ses dimensions soient telles qu'il sous-tende, sur la rétine, un angle que nous avons apprécié précédemment.

Mais il est des personnes chez lesquelles la distance de la vue distincte dépasse d'une quantité notable $0^m,25$. Si les détails d'un objet de peu d'étendue ne sont saisis avec netteté que lorsqu'on le porte à $0^m,50$ ou $0^m,70$ de l'œil, la vue de l'observateur cesse d'être normale; on dit alors qu'il est atteint de *presbytie* ou de *presbyopie*.

On trouve, au contraire, des personnes pour lesquelles la vision distincte s'opère à une distance beaucoup plus courte que $0^{m},25$. La portée de leur vue est de $0^{m},15$, et même de $0^{m},01$ pour quelques yeux : ce défaut de l'appareil oculaire caractérise ce qu'on nomme la *myopie*.

Il est intéressant d'examiner à quelles causes on doit attribuer ces deux imperfections, et d'indiquer par quels procédés on a cherché à y remédier.

On admet généralement que la presbytie a son origine dans le défaut de courbure des surfaces qui terminent les milieux réfringents de l'œil. La cornée imprimant la plus grande déviation aux rayons qui arrivent à l'œil, c'est ordinairement à son aplatissement que l'on attribue l'imperfection dont il s'agit; mais la forme du cristallin peut avoir la même influence.

Cette opinion trouve d'ailleurs sa justification dans ce qu'on observe chez les vieillards. Il est, en effet, très-commun de voir des hommes, doués d'une vue normale pendant la jeunesse et la période moyenne de la vie, devenir de plus en plus presbytes à mesure qu'ils avancent en âge. Or, voici la conclusion qu'on peut tirer de ce fait : Tant que les phénomènes de nutrition s'accomplissent avec toute leur activité, l'œil conserve toutes ses propriétés normales ; mais quand la réparation cesse d'être en rapport avec la dépense, cet organe, comme les autres, subit un commencement d'atrophie dans toutes ses parties. Indépendamment de toute autre cause, on comprend que la réaction des humeurs sur l'enveloppe extérieure, en diminuant, produise un aplatissement graduel de la cornée, ce qui suffit pour donner à l'œil le défaut que nous signalons. Alors, en effet, ces humeurs n'ayant plus la propriété de réfracter assez fortement la lumière, les images, au lieu de se peindre sur la rétine, se forment plus loin, en arrière ; et de là vient la confusion dans la perception des objets. C'est ce qui arrive surtout à la lecture : les caractères se confondent, se superposent, et l'on en ressent une sorte de vertige qui cause la céphalalgie. Il devient alors indispensable de recourir aux lunettes.

Les signes extérieurs de la presbytie ne sont pas toujours bien caractérisés. En général, les yeux sont peu saillants, la cornée est aplatie, et les presbytes ont besoin d'une lumière abondante. Le seul caractère certain est la nécessité d'éloigner les petits objets pour les voir distinctement.

La presbytie peut être congénitale; elle est souvent héréditaire, et quelquefois, mais rarement, elle naît d'une manière soudaine et sans cause connue. La marche de cette infirmité est lente en général, à moins qu'on n'attende trop longtemps pour avoir recours aux lunettes; mais elle progresse rapidement lorsque, dès le commencement, on emploie des verres trop forts.

On peut remarquer que les habitants de la campagne ont généralement la vue longue, parce que journellement ils regardent au loin, et qu'ils ont plus rarement l'occasion de fixer leurs regards sur de petits objets rapprochés. Aussi, après l'âge de quarante à cinquante ans, ils sont plus généralement obligés de recourir aux lunettes pour lire; et, comme ils attendent le plus tard possible, ils doivent presque toujours employer des verres d'un fort numéro.

Contrairement à la presbytie, on donne le nom de vue basse ou myope à celle qui ne distingue nettement que les objets rapprochés.

La *myopie* tient à une forme des milieux réfringents de l'œil, précisément inverse de la précédente : la courbure de la cornée ou celle du cristallin s'y trouve exagérée. La convergence imprimée aux rayons pénétrant dans l'œil est alors telle que ceux qui ont une faible divergence, avant d'y arriver, reçoivent une déviation en vertu de laquelle leur foyer se trouve en avant de la rétine. Ils divergent à partir du lieu d'entre-croisement, et l'image qui se forme au fond de l'œil est nébuleuse à cause de la superposition des cercles de diffusion.

On comprend, dès lors, comment la distance de la vue distincte se trouve diminuée. En effet, plus l'objet se rapprochera de l'œil, plus les rayons émanés de chacun de ses points seront divergents; leur foyer s'éloignera de la face postérieure du cristallin, et la vision ne sera nette que quand le sommet des cônes réfractés sera sur la rétine.

La myopie tient, en général, à une disproportion primitive des éléments organiques de l'œil : elle peut néanmoins dépendre de certaines circonstances accidentelles. Ainsi, elle peut avoir pour cause l'habitude de regarder les objets de trop près, comme l'exigent beaucoup de professions, ou bien encore la mauvaise habitude contractée par les écoliers de se pencher trop sur leur travail.

En tenant compte de l'origine réelle de la myopie, on conçoit que cette affection doive réellement appartenir à la jeunesse et à l'âge adulte; et l'on comprend aussi que cette imperfection doive plutôt tendre à se corriger chez les vieillards qu'à se produire dans la dernière période de la vie.

Si l'on peut devenir myope par les causes que nous avons signalées, il doit être également possible à quelques myopes, surtout dans la jeunesse, d'améliorer leur vue par des habitudes contraires, c'est-à-dire en se servant de verres de moins en moins forts, en éloignant le plus possible et progressivement l'objet de leur travail et en s'exerçant souvent à regarder des objets éloignés; mais il faut pour cela une grande force de volonté et un organe bien constitué.

En conséquence inverse de ce que nous avons dit pour la presbytie, les vues myopes sont peu nombreuses dans les campagnes, où l'homme exerce plus habituellement sa vue à de longues distances. Dans les villes, au contraire, outre les professions qui exigent l'emploi de la loupe, les jeunes gens lisent, écrivent une grande partie de la journée, ou bien ils se livrent à d'autres travaux sur des objets très-fins et qui forcent leur vue ; aussi beaucoup d'entre eux sont-ils obligés de recourir bientôt à des verres concaves. Or, c'est surtout dans l'emploi de ces verres qu'il faut être prudent, en ne prenant que le numéro strictement nécessaire pour voir de loin, et seulement quand on veut bien voir. Dans le cas où la myopie serait telle qu'on ne pourrait écrire qu'à la distance de quelques centimètres, il faudrait alors avoir deux paires de lunettes, l'une pour voir de loin, et l'autre, beaucoup moins forte, pour le travail à distance rapprochée.

La nature et la cause de la presbytie et de la myopie étant connues, on a dû chercher à remédier à ces imperfections de l'appareil oculaire.

Dans le cas de presbytie, les yeux ne suffisant pas pour donner la convergence nécessaire aux rayons divergents qui émanent des objets rapprochés, on a placé, en avant de ces organes, des lentilles biconvexes dont les courbures sont telles que le foyer des objets placés à la distance de la vue distincte normale se trouve précisément sur la rétine. Le degré de courbure des surfaces, nécessaire pour arriver à ce résultat, doit varier avec l'imperfection plus ou moins grande de l'œil : ce n'est que par des essais successifs qu'on peut arriver au choix des verres les plus convenables. La presbytie croissant avec les années, il devient souvent nécessaire de remplacer, à mesure qu'on avance en âge, des verres faiblement convexes par des lentilles d'un plus court foyer.

La myopie tenant à un défaut inverse des courbures de l'appareil oculaire, on corrige cette infirmité par l'emploi de lentilles biconcaves. En effet, celles-ci impriment aux rayons qui vont pénétrer dans l'œil une divergence telle que l'action combinée des milieux réfringents amène sur la rétine le foyer des rayons provenant d'objets placés à la distance ordinaire de la vue distincte.

LES INSTRUMENTS D'OPTIQUE.

Ce n'est pas seulement par la science oculistique que l'homme est l'auxiliaire de son semblable dans les maladies et les infirmités des yeux; il vient encore à son aide par la science physique.

Reconnaissons-le, il a fallu au génie de l'homme des milliers d'années pour obtenir de la science le premier instrument qui lui fût sérieusement utile dans les infirmités de la vue. Il paraît bien que les lunettes étaient connues en Chine dans des temps assez reculés, mais il n'y a rien de certain à cet égard. En Europe, l'invention de cet instrument d'optique est attribuée par les uns à Roger Bacon; par d'autres au Florentin Salvino degli Armati, vers la fin du treizième siècle; ou, enfin, au dominicain Alexandre de Spina, mort à Pise en 1313. Ce qu'on peut affirmer, c'est que cette invention ne remonte pas, en Europe, au delà du treizième siècle.

Quand on sait avec quelles merveilleuses précautions la sagesse infinie du Créateur a formé chacune des parties qui composent l'œil, on comprend tout le soin qu'il faut apporter dans la fabrication des verres qui doivent en être les auxiliaires dans ses infirmités. Il suffit, en effet, de quelques fils, de quelques stries, ou bien de quelques bulles d'air à l'intérieur de ces verres pour compromettre le soulagement qu'on en attendait. Ces défauts proviennent du mélange imparfait des substances qui sont employées à leur fabrication, ou bien de l'imperfection de leur fusion.

Quant à la matière employée pour la fabrication des verres, la meilleure est celle qui a le moindre pouvoir dispersif : tel est le cristal de roche. Un autre avantage de cette matière sur toutes les autres substances, c'est qu'elle est d'une dureté telle qu'elle ne se raye presque jamais et qu'elle ne se ternit point par l'humidité. Cependant, malgré ces avantages, la difficulté de bien tailler le cristal de roche, sa rareté, et surtout son prix élevé, sont autant de causes qui empêchent de l'employer dans l'usage général.

On peut être tenté de recourir aux verres en flint glass, par la raison qu'ils sont plus blancs que les verres en crown glass : c'est une illusion ; car non-seulement les premiers ont un pouvoir dispersif plus considérable, mais ils ont aussi presque tous des stries nombreuses, et ils se rayent très-facilement.

Le crown glass, ou glace, est la matière presque exclusivement employée pour les verres de lunettes, mais il doit être travaillé avec un très-grand soin, pour éviter les inconvénients que nous avons signalés. Quant à sa teinte légèrement bleuâtre ou verdâtre, elle est si faible qu'elle a peu d'importance; et, même, on peut dire qu'elle est favorable aux personnes qui supportent difficilement une lumière éclatante.

La qualité de la matière employée dans la fabrication des verres de lunettes est de première importance; mais ce n'est pas tout, il faut encore que cette matière soit préparée avec un grand soin, travaillée avec art et taillée avec une précision irréprochable. Sans ces précautions, les verres seraient mauvais et, souvent, très-préjudiciables à la vue.

Les verres de lunettes sont d'abord coupés par bandes au diamant sur des feuilles de verre, dont la composition ne diffère de celle des vitres que par le choix des matières et par la durée un peu plus prolongée de la fonte. Après cela, le travail de ces verres se fait sur des calottes de cuivre convexes ou concaves, qu'on nomme bassins. Le rodage s'obtient, ensuite, en mouillant convenablement le corps usant, et en décrivant de petits arcs de cercle avec le bassin qui porte les verres. Ce premier rodage donne déjà aux verres la courbure qu'ils doivent avoir. Après ce travail, on applique successivement, entre eux et les bassins, des émeris de plus en plus fins, en continuant à roder jusqu'à ce qu'on soit arrivé au douci. Ce second rodage donne aux verres une demi-transparence, et il ne reste plus qu'à les polir. Cette dernière opération, qui est la plus difficile et la plus délicate, se fait avec du drap ou du papier sur lesquels on étend du peroxyde de fer ou du tripoli. Enfin, ce premier polissage étant achevé, les verres sont détachés du ciment, et le travail de la seconde surface se fait de la même manière.

La courbure définitive est une opération très-importante dans la fabrication des verres de lunettes. La courbure cylindrique et la courbure parabolique avaient paru d'abord d'une application très-avantageuse dans cette fabrication, mais on y a renoncé, surtout à cause des difficultés qu'on y rencontrait dans le travail. C'est la courbure sphérique que l'on adopte généralement.

On sait que toute lentille peut recevoir des formes différentes. Ces formes sont biconvexes, plano-convexes et ménisques convergentes pour les formes convergentes, et biconcaves, plano-concaves et ménisques divergentes pour les formes divergentes.

Les verres plano-convexes, bien supérieurs aux biconvexes dans un grand nombre d'applications optiques, n'ont cependant pas un avantage appréciable sur les biconvexes, quand ils sont employés comme besicles. Le foyer de ces verres et des plano-concaves est égal au double du rayon de la surface courbe.

Les lentilles ménisques doivent leur réputation à un célèbre physicien anglais, Wollaston, qui leur donna le nom de périscopiques, parce qu'elles ont la propriété de faire voir nettement une plus grande étendue. Le principal avantage de ces verres est qu'ils n'envoient pas dans l'œil, comme les verres biconvexes, la petite image brillante des objets situés en arrière, un peu par côté. Malgré cet avantage, qui semblerait devoir donner la supériorité aux verres périscopiques, l'usage des verres biconvexes et biconcaves a prévalu.

Tous les verres dont nous venons de parler ont un défaut, quand ils sont d'un très-court foyer : c'est de faire voir les objets irisés ou entourés de franges colorées. Pour obvier à cet inconvénient, on peut fabriquer des verres achromatiques, c'est-à-dire composés de deux ou plusieurs matières inégalement réfrangibles, produisant à leur foyer des images incolores; mais le poids incommode de ces verres fait qu'on ne les emploie que très-rarement.

Les bassins en cuivre dans lesquels on travaille les surfaces sphériques des verres de lunettes sont tournés d'après des calibres en cuivre ou en verre; ces calibres sont classés par numéros qui indiquent leur rayon de courbure, et le foyer des verres biconvexes et biconcaves correspond au numéro de ces calibres.

Le foyer ou numéro des verres se trace ordinairement au diamant sur le verre lui-même; mais quand ce numéro disparaît avec la partie du verre qui le portait, les opticiens ont un moyen facile de le retrouver, à l'aide d'une série complète de verres convergents et de verres divergents dont ils connaissent le foyer. Pour cela, ils appliquent successivement contre le verre inconnu un verre divergent, si celui dont ils cherchent le foyer est convergent, et réciproquement; puis ils regardent à travers ce système de verres un objet placé à distance, en faisant mouvoir les deux verres combinés. Dès le premier essai, on voit facilement lequel des deux verres l'emporte sur l'autre, et bientôt on trouve celui qui annule l'effet produit par le verre dont on cherche le foyer. Ce résultat est atteint quand l'objet n'est ni grossi ni diminué.

Les numéros des verres de lunettes sont encore fixés en pouces; ce sont, en France : numéros 100, 80, 72, 60, 48, 36, 30, 24, 20, 18, 16, 15, 14, 13, 12, 11, 10, 9, 8 1/2, 8, 7 1/2, 7, 6 1/2, 6, 5 1/2, 5, 4 1/2, 4, 3 3/4, 3 1/2, 3 1/4, 3. A partir du numéro 3, les foyers se succèdent de 2 en 2 lignes, et même de ligne en ligne.

On remarque que plus les numéros deviennent forts, c'est-à-dire plus ils approchent de l'unité, plus la progression diminue; cela doit être, car la différence qui existe entre les numéros 5 et 5 1/2 est plus forte qu'entre 24 et 30.

C'est un préjugé très-répandu que les *conserves* ne grossissent pas et qu'elles diffèrent essentiellement des lunettes. Le fait est que tous les verres convexes grossissent plus ou moins. Seulement, on a donné le nom de conserves aux premiers numéros, pour ménager, sans doute, l'amour-propre des personnes qui doivent y recourir. Mais, pour rester dans le vrai, on ne devrait appeler conserves que les lunettes garnies de verres plans, colorés et sans foyer.

Comme leur nom l'indique, les verres plans sont travaillés sur des surfaces planes; ils ne rendent les faisceaux ni convergents, ni divergents; ils n'ont donc pas de foyer, et, par conséquent, ne grossissent ni ne diminuent les objets. Ils sont surtout utiles, comme verres colorés, pour les personnes qui ne peuvent supporter une vive lumière, et c'est ainsi qu'on les prescrit dans presque toutes les ophthalmies.

Les verres à surfaces convexes ou concaves sont également susceptibles d'être colorés. Au commencement de ce siècle, la composition des verres colorés par les oxydes métalliques renfermait toujours une proportion plus ou moins forte de minium, ce qui leur donnait le très-grave inconvénient d'altérer la couleur propre des objets. On a trouvé, dans ces derniers temps, des *teintes neutres* et des *verres fumés* d'une composition plus pure et sans danger pour la vue.

Le choix des montures est loin d'être indifférent pour les personnes obligées de recourir aux lunettes. La forme ovale étant généralement adoptée comme plus gracieuse, les verres doivent être suffisamment grands pour garantir le globe de l'œil. De plus, le centre des verres doit correspondre exactement au centre des deux pupilles. Or, comme il y a des têtes de différentes dimensions, des yeux plus ou moins écartés, il faut que l'opticien soit muni d'un grand nombre de montures dont les ouvertures soient plus ou moins grandes et l'écartement différent. Sans cette condition, il y a trouble dans la vision, et céphalalgie.

Il n'y a pas encore longtemps que les binocles étaient généralement en usage; mais ils avaient l'inconvénient de n'avoir pas de point d'appui bien fixe, et de présenter ainsi devant les yeux des verres dont le foyer variait avec les mouvements de la main ; c'est pour cela qu'on emploie plus ordinairement aujourd'hui le pince-nez.

Indépendamment des lunettes ou besicles dont nous venons de parler, il y a encore d'autres instruments d'optique destinés à donner à la vue une plus longue portée ou à grossir considérablement les objets les plus microscopiques ; mais les bornes de ce travail ne nous permettent pas de nous étendre au delà de ce que nous avons dit sur les lunettes, comme principal auxiliaire de l'œil. Ajoutons seulement ici qu'un instrument a été inventé par Helmholtz, comme auxiliaire puissant pour la chirurgie oculaire : c'est l'ophthalmoscope. Cet instrument, qui consiste en un miroir concave en verre étamé ou en acier, reflète, à travers la pupille de l'œil soumis à l'examen, les rayons d'un foyer de lumière, de façon à éclairer le fond de l'œil et à rendre visibles les altérations des différentes parties de cet organe.

En résumant ce que l'homme a fait pour reconquérir par la science tout ce qu'il perd naturellement et accidentellement dans l'organe de la vue, ne serait-on pas tenté de ne voir en lui qu'une victime, qui se défend admirablement contre son Créateur des imperfections et des vices de son origine? Au moins, ne pourrait-on pas dire, avec un philosophe païen : « Regardez, voilà un spectacle digne de Dieu : un homme aux prises avec l'adversité[1] ! » Non, nous ne le dirons pas avec l'orgueil de la sagesse humaine. Sans doute, nous admirerons ce que l'homme a pu faire pour se donner des auxiliaires dans les imperfections d'une nature viciée par sa faute et sous sa responsabilité; mais, dans les tentatives de la science, et dans les efforts de son génie, c'est encore l'économie de la sagesse et de la bonté divines que nous reconnaîtrons et que nous bénirons.

[1] *Ecce par Deo spectaculum, vir cum adversis compositus.* — Seneca.

Oui, c'est encore et toujours Dieu qui a pris en pitié sa créature coupable, et qui lui a laissé assez d'intelligence et assez de génie pour réparer, dans une certaine mesure, les conséquences de sa chute originelle et de ses fautes personnelles. Dieu est donc toujours là, dans la réparation comme dans la création ; et c'était bien l'accent de la vérité qui s'échappait de l'âme du célèbre Morgagni, lorsque, dans une dissection, laissant tomber son scalpel, il s'écriait : « Ah! si je pouvais aimer Dieu comme je le connais! »

TABLE DES MATIÈRES

DIX OPUSCULES
DE PROPAGANDE

PAR

M. l'abbé A. RICHE

de la Congrégation des Prêtres de Saint-Sulpice.

LE DOGME — LE CULTE
LES HARMONIES DU CULTE DE LA TRÈS-SAINTE VIERGE
ET LA VIRGINITÉ
L'HOMME — LA FAMILLE — L'ÉGLISE (2 vol.)
LA SOCIÉTÉ CIVILE — LES ORDRES RELIGIEUX
L'ART CHRÉTIEN

Grands in-18 de 80 à 100 pages

NOTA. — L'auteur est en mesure de procurer ces Opuscules au prix de 25 centimes aux personnes qui en demanderaient, pour la propagande, un certain nombre, et qui lui adresseraient personnellement leur demande, 50, rue de Vaugirard, à Paris.

Ces opuscules de propagande sont des extraits d'un travail général et plus complet, qui a pour titre : *Le Catholicisme considéré dans ses rapports avec la société.*

C'est dans un pèlerinage au tombeau des saints Apôtres que M. l'abbé Riche s'ouvrit au Saint-Père de la pensée qu'il avait de publier un livre sur ce vaste sujet, et Sa Sainteté l'y ayant encouragé, il réalisa ce projet.

Dans son Introduction générale, l'auteur caractérise en deux mots l'esprit de son ouvrage : « C'est une œuvre de foi, dit-il, et c'est aussi une œuvre d'amour. » Tels sont, en effet, les deux principes qui l'ont guidé dans son travail, et tel est bien le caractère général de son livre.

Une chose était à regretter, cependant, c'était que cet ouvrage ne fût point de toutes manières à la portée de tout le monde. Non pas que les questions y fussent traitées sous une forme inaccessible à certaines classes de lecteurs ; non, car tout élevées qu'elles soient, l'auteur a pris à tâche de les présenter avec une clarté et une simplicité que chacun pût saisir. Mais l'ensemble de ce travail forme un fort volume in-8°, et il y a peu de lecteurs pour ces ouvrages au temps où nous vivons. Et puis, les gros livres coûtent cher; et il y a peu d'argent dans les petites bourses.

M. l'abbé Riche s'est donc arrêté à la pensée de remanier et de publier séparément, et au prix le plus modique, toutes les études de son livre, et il l'a fait dans la pensée de les propager par le moyen des comités, des bibliothèques et de toutes les œuvres catholiques de charité et de propagande.

Le Saint-Père a fait connaître à l'auteur, par un Bref, « qu'il acceptait avec gratitude la dédicace qui lui avait été faite de son livre, et qu'il jugeait ce travail très-opportun et d'une grande utilité ».

Après cet éminent témoignage, voici ce qu'écrivait à M. l'abbé Riche Mgr le cardinal Donnet, archevêque de Bordeaux :

« Monsieur l'abbé, votre livre sur le *Catholicisme considéré dans ses rapports avec la société* est une remarquable progression d'idées qui amène à une démonstration concluante. Il est clair, entraînant, digne de son sujet. Il fixe les incertitudes des demi-croyants, fait tomber les préjugés des hommes prévenus, et triomphe des attaques de nos ennemis, quelque insidieuses qu'elles soient.

« Son inspiration pleine de foi et de charité se ressent de la bénédiction du bien-aimé et saint pontife Pie IX, à qui vous en aviez confié le pieux projet. Son succès ne pouvait être douteux, du moment que sa paternelle bienveillance en avait accepté le patronage.

« Vous avez élevé, monsieur l'abbé, à la gloire de notre sainte religion un beau monument. Qu'il est donc ravissant, qu'il est divin le Catholicisme ainsi étudié, ainsi appliqué aux diverses situations de la vie humaine! Avec quelle sagesse d'aperçus, avec quelle onction, et souvent avec quelle éloquence vous avez su pénétrer de ces grandes vérités l'âme de vos lecteurs!

« Comment répondrai-je maintenant à l'hommage que vous me faites d'un pareil ouvrage? Par des éloges? Ils seraient au-dessous de ce que je crois vous devoir. Par des félicitations? Ma plume résiste à la tentation de vous en formuler. J'aime mieux, en sondant vos intentions, élever vers Dieu l'expression de la reconnaissance et le remercier de cette œuvre d'éloquence et de zèle sacerdotal. »

Presque en même temps, Mgr Dupanloup écrivait à l'auteur :

« C'est un grand et beau sujet que celui que vous avez abordé dans cet ouvrage, et un de ceux qu'il importe le plus de traiter aujourd'hui. Ce que j'ai pu en lire jusqu'à présent m'annonce un ouvrage sérieux et élevé, qui fera, je n'en doute pas, un bien réel et dissipera plus d'un triste malentendu et plus d'un préjugé. J'espère, monsieur l'abbé, que Dieu bénira vos efforts, et que ce livre honorera l'Église et éclairera les âmes. »

Dans une lettre écrite à M. l'abbé Riche quelques jours seulement après la publication de son livre, Mgr Plantier, évêque de Nîmes, résumait ainsi son appréciation :

« Monsieur l'abbé, c'est une question bien opportune que celle dont vous avez fait l'objet de votre livre. Beaucoup d'autres, à notre époque, l'ont abordée avant vous, mais ils ne l'ont traitée que partiellement et sous des aspects restreints, tandis que vous l'avez embrassée tout entière dans un cadre auquel rien n'échappe. Avec un programme aussi vaste, il fallait avoir le talent de condenser sous peine d'être infini; vous avez heureusement trouvé ce secret. Sous les divers titres que j'ai parcourus, vous avez très-nettement et très-sobrement résumé les principes de la doctrine, les enseignements de l'histoire, les solutions de la controverse. A ceux qui ont étudié, votre volume rappellera d'innombrables souvenirs; à ceux qui n'ont pas lu, il apprendra bien des choses. Les uns et les autres le liront avec d'autant plus de fruit qu'ils le liront avec attrait, parce que vous avez réussi à faire que la brièveté ne fût pas de la sécheresse.

« Les passages que vous ont fournis mes Conférences s'étonnent de l'honneur que vous leur avez fait : c'est un morceau de pierre égaré dans un édifice de marbre. »

De si précieuses bénédictions et tant d'honorables témoignages ont porté leurs fruits : plus de *quarante mille* exemplaires des opuscules sont déjà répandus, et ils ont été traduits en anglais, en allemand, en hongrois, en italien et en espagnol.

C'est bien assurément le cas de le dire : *On peut juger de l'arbre par ses fruits.*

---

pour aliment, quelque chose qui satisfasse moins l'imagination que l'esprit. Les textes de la sainte Écriture et de la Liturgie sacrée sont avant tout de son goût; si elle y souffre des commentaires, ce sont de préférence ceux que l'on tire des saints Pères, des grands écrivains ecclésiastiques ou des apologistes modernes. C'est ce que M. l'abbé Riche sait à merveille. Aussi son *Livre de Prières* est-il composé avec un tact admirable, tel que le peut donner un long et zélé ministère dans les œuvres d'hommes. Son ouvrage est un véritable *Vade mecum* chrétien. Il est divisé en sept parties : les Prières du matin et du soir, le sacrifice de la Messe, le Sacrement de Pénitence, le Sacrement de l'Eucharistie, la Dévotion à la sainte Vierge, l'Année ecclésiastique, la Doctrine et la Morale chrétienne.

« Sous chacune de ces rubriques, M. l'abbé Riche met une courte instruction, nette, précise, qui trahit le théologien, mais ne montre que l'âme pieuse et attentive au service des âmes. Puis, à la suite de l'instruction, se trouvent les Prières les plus usuelles, l'Ordinaire de la messe, le Texte des liturgies saintes, les plus belles hymnes de l'Église.

« Les parties les plus neuves de ce *Livre de Prières* sont la partie qui se rapporte à l'Année ecclésiastique, laquelle est un Catéchisme abrégé des Fêtes, et celle qui offre, dans une série de textes tirés de l'Écriture sainte, un véritable abrégé méthodique de la Doctrine et de la Morale chrétienne.

« Si un ministère de vingt années consacré à la jeunesse nous donne quelque droit d'émettre un avis en semblable matière, nous nous permettons de signaler le *Livre de Prières* de M. l'abbé Riche à tous les prêtres employés dans les catéchismes et à toutes les mères chrétiennes.

« Ce manuel de piété se trouvera bientôt, nous en sommes persuadé, dans la *poche* de tous les étudiants catholiques. »

PARIS. TYPOGRAPHIE DE E. PLON ET Cie, RUE GARANCIÈRE, 8.

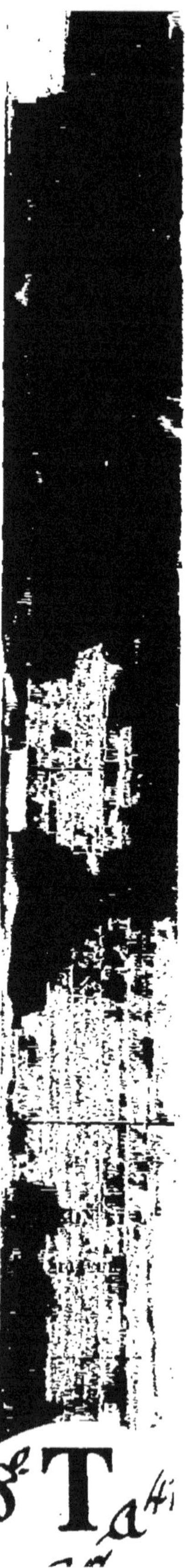

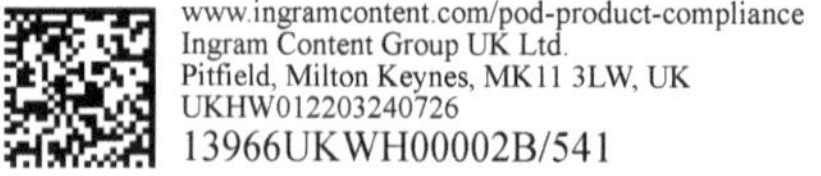
www.ingramcontent.com/pod-product-compliance
Ingram Content Group UK Ltd.
Pitfield, Milton Keynes, MK11 3LW, UK
UKHW012203240726
13966UKWH00002B/541

9 782012 459403